U0100458

大展好書　好書大展
品嘗好書　冠群可期

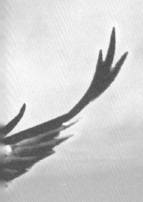

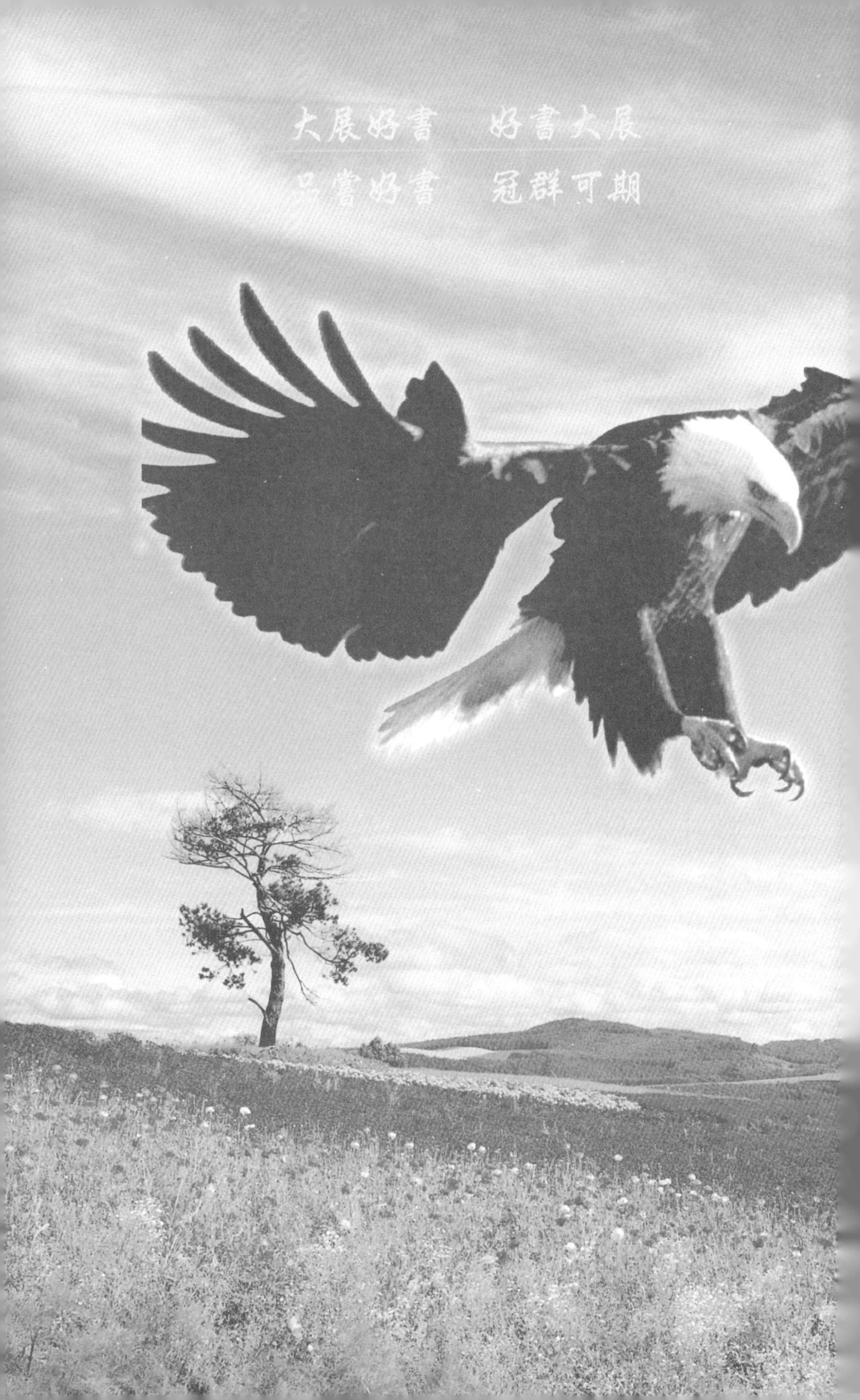
大展好書　好書大展
品嘗好書　冠群可期

老拳譜新編29

武功按摩修練秘術
十八代祖傳點穴訣

展微齋／藏書
江永慎修／著

大展出版社有限公司

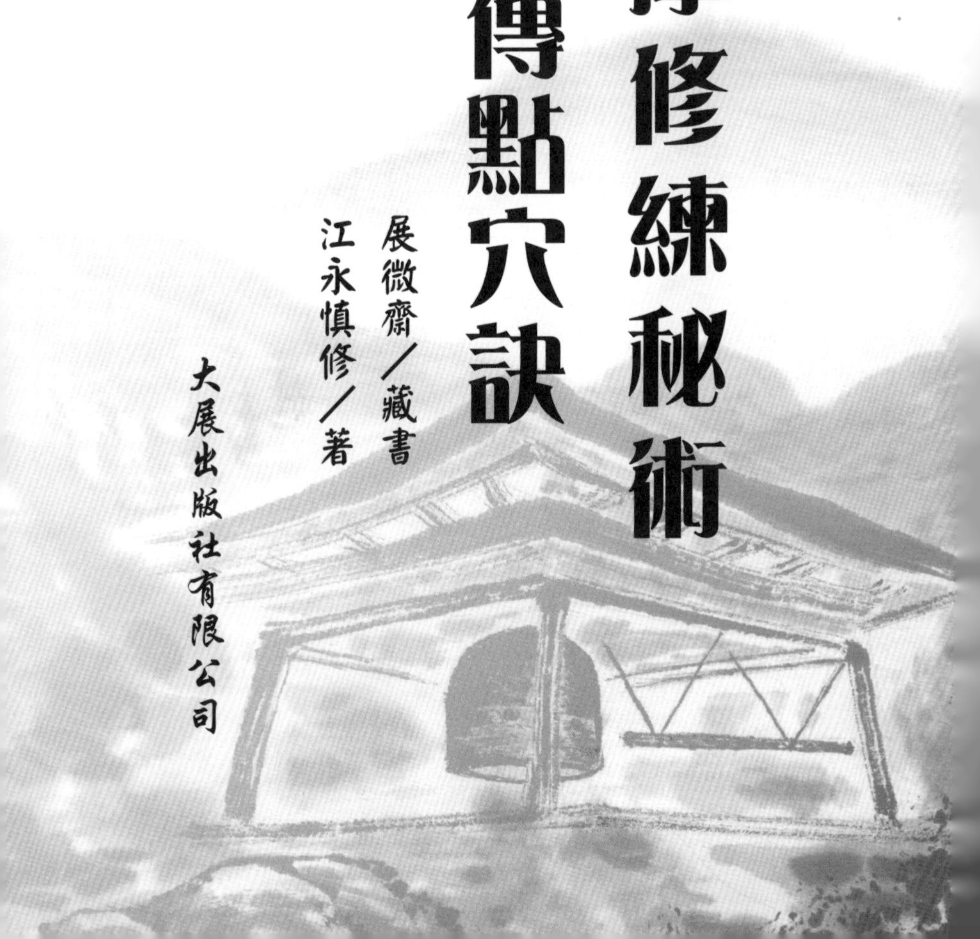

策劃人語

本叢書重新編排的目的，旨在供各界武術愛好者鑒賞、研習和參考，以達弘揚國術，保存國粹，俾後學者不失真傳而已。

原書大多為中華民國時期的刊本，作者皆為各武術學派的嫡系傳人。他們遵從前人苦心孤詣遺留之術，恐久而湮沒，故集數十年習武之心得，公之於世。叢書內容豐富，樹義精當，文字淺顯，解釋詳明並且附有動作圖片，實乃學習者空前之佳本。

原書有一些塗抹之處，並不完全正確，恐為收藏者之筆墨。因為著墨甚深，不易恢復原狀，並且尚有部分參考價值，故暫存其舊。另有個別字，疑為錯誤，因存其真，未敢遽改。

我們只對有些顯著的錯誤之處和版面上的墨點等，做了一些修改的工作；對缺少目錄和編排不當的部分原版本，我們根據內容進行了加工、調整，使其更具合理性和可讀性。有個別原始版本，由於出版時間較早，保存時間長，存在殘頁和短頁的現象，雖經多方努力，仍沒有辦法補全，所幸者，就全書的整體而言，其收藏、參考、學習價值並沒有受到太大的影響。希望有收藏完整者鼎力補全，以裨益當世和後學，使我中華優秀傳統文化承傳不息。

為了更加方便廣大武術愛好者對老拳譜叢書的研究和閱讀，我們對叢書做了一些改進，並根據現代人的閱讀習慣，嘗試著做了斷句，以便於對照閱讀。

由於我們水準有限，失誤和疏漏之處在所難免，敬請讀者予以諒解。

目錄

武功按摩修練秘術

仙師發大慈悲，傳流按摩大奇術，簡明易學，無論老幼，學得行之，為人可煉丹之氣。體一身而言，上自頭天庭泥丸宮，下至湧泉穴，三百六十骨節，八萬四千毫竅，內十二經十五絡，並諸要穴按法而行，為人有疾，可以用功夫，得以痊癒；無疾，可以修之延年。其功浩大，修之可行而矣。

須察天寒暑，當觀人瘦肥。

隨機知變化，輕重貴調勻。

按摩術法背上腰穴

先分肩排脊，百勞、膏肓二穴，肺水三穴，夾脊二穴，腰腧、腎腧、環跳、尾閭諸穴，揉按有數，頓剉有法，搖拔口授，轉動心傳，腎經輕運，環跳重按，溫柔軟款，須要血氣流通、上下和睦為完。至首目次，左手三，右手四，左足五，右足六，胸背週而復始之。原流按摩術（點校：原書多一「法」字）而極活動之潑氣通脈（點校：原書此處有「修煉工夫之內丹玄關通竅之」

數字）也。

先左手做：

鳳凰單展翅，運八卦，一窩按，上三關，下六腑，分陰陽，合二氣，內勞宮、外勞宮，溫柔軟款；按曲池入澤、少海兼摩，按少商、魚際，並合谷輕揉重捺按，前手推泰山，後手扯龍尾，點動肩井並肩髃，分筋合血；小秦王亂點兵，免見扒堂，蝨子翻身，烏龍點頭，金絲纏腕，活動六經，氣血痰火積滯；發汗須按二扇門，退熱為涼，要下六腑，又指摩五經節都要遍，左三五擺，右三五擺，週而復始，右手同上做。

按摩頭上諸穴

清頭目，先抓動九宮，重按百會穴。

張良進履妙通神，泛舟五湖前後行，五穴柔摩都要遍，鞭敲山下鼓，掩耳叩動景陽鐘。目印堂推至百會倒捲珠簾，隨行太子分頂。橫行天庭髮際，並司空，揉按摩陰陽並絲竹，補腎耳後高骨同。火燒玉枕關，砲打裏陽城。上馬一提金，三山左右法，眠十子鬧天宮，不比尋常法，三轉妙無窮。
此口訣婉在三轉。

按摩面上諸穴

清眼目分攢竹、睛（點校：應為「睛」字之誤）明；走風池和脾胃；點在太陽、魚尾、承漿劍行童子並絲竹空，柔摩左右金木水火土，年壽並迎香。開金匱，要熱蘭台廷尉兼邊地，下重樓至膻中有神通。

按摩胸腹諸穴

清胸膈去留，穴要分左右，摩心去邪火，暖臍要生稍點血池；氣海、期門兩穴通天宮；清小便，須摩水分；上下和諧，須暖氣海、食倉，摩轉七八回中腕（點校：應為「中脘」），滯都下來，施旋乾轉坤，要拔二十四氣清，主水暖下極並鳳尾，盡和諧，定金針，美女抽絲三四回。

按摩兩足諸穴

調和二宮，一手按環跳穴，又以一手按歸來穴，令坐，不犯胥穴；蘇秦刺骨（點校：當為「刺股」，股，大腿），兩拳錐大腿兩旁六七次；抱膝長吟，用兩大指捻膝眼，仍以手摩膝面六七轉；白衣搖櫓要舒徐，抬腳徐搖六七轉；敲一擊西拍小腿，重手兩旁四五下；火燒委中暖承山，去濕去火如相芥；用手重摩湧泉竅，湧泉真氣到環跳。隱自與大敦、崑崙，典鞋帶重摩，輕按要周旋，恰是遇神仙。三陰三里及兩廉（點校：疑為「臁」字之誤，「臁」，小腿），厲兔（點校：腿部無此穴位名。腿部有厲兑穴，位於足趾的最前端；伏兔穴，位於大腿前邊肌肉隆起處）豐隆犢鼻間，重摩重按兩三轉，凡體變真人。

脊骨二十四節，從下起第一節是尾閭，此骨形如金鼎，上有九竅名下關。從此數起，上至第十八節名中關，此與心前後相對。又上玉枕、天柱三節，真已直至頂門為上關，名泥丸宮，是為上丹田。泥丸宮、尾閭宮二穴，乃一氣升降成陰成陽之都會也。

卻病要訣

古人一歲功用起於復（一陽之月是也，即今十一月也），一日持行始於子。每夜半後或五更時及午時前，先呵出濁氣兩三口，定心閉目，握固心神，叩齒三十六次通；又以兩手抱項後，微微出納，勿使耳聞；又以兩手掩二耳，以指彈擊腦後為天鼓二十四度；搖頭左右顧肩二十四次。

然後以大指昔拭目九次，兼按鼻左右七次，以兩手摩天庭及面不拘遍數，以舌尖攪上齶，漱津滿口分作三嚥，如此九嚥。又以手摩天庭腎堂二十四度，謂之固精門；又以擺肩二十四次如轉轆轤。

其時玄門俱遣，閉氣良久，丹田火發，自平而上，遍滿燒身體，則邪魔不敢近，夢寐不能昏，寒暑不能侵，疾災未能有。書云：「閉目冥心坐，握固靜思神。叩齒三十六，通手抱崑崙。左右鳴天鼓，二十四度（點校：據《道家內功坐式八段錦歌訣》，此處少一「聞」

字），輒擺撼天柱，赤龍攪水渾，漱津三十六，神水滿口勻。一口分三嚥，龍行虎自奔。

閉氣搓手熱，背摩後精門。盡此一口氣，想火燒臍輪。左右轆轤轉，而腳放舒伸。叉手雙虛托，低頭扳足頻。以候神水上，再漱再若（點校：據《道家內功坐式八段錦歌訣》，此處應為「吞」字）津。如此三度畢，神水九次吞。咽時汩汩（點校：據《道家內功坐式八段錦歌訣》，此處應為「汩汩」二字）響，百脈自調勻。子子（點校：此「子」字為贅文）後午前作，造化合乾坤。循環次第轉，八卦是良因」，道也。

老子曰：「人之病皆由痰氣血而成」，惟主修養不尚藥石也。

蓋藥有真假，疾有虛實，用藥一舛，死生反掌。昔漢高祖天下已定，張子房心有溫而成疾之氣厥，得赤松子運氣術法而痊，遂從赤松子遊，故有感而集諸修養之術焉。

按時以行之，注閉以攻之，嚥納以平之，夫然後行以得修煉之，行立坐臥而喜怒哀樂皆無火也。能由此而行修養功焉，則真神守位，何患二十四邪之侵其衛哉！而榮矣。

重陽祖師功行說

學道之人，須要真功真行。何謂真功行？澄心定意，抱元守一，固氣存神，此真功行也。修仁蘊義，濟貧救苦，先人後己，與物無私，此真行功也。

雲房真人（點校：《列仙全傳》說：鍾離權，燕台人，號雲房先生）：「有功無行如無足，有行無功步不前。功行兩全足自備，誰云無分做神仙。」

治心氣法

正坐，以兩手作拳，左右築六度；又以兩手相叉，以腳踏手中各五六度，兩足更換踏，能去心間風邪諸痰。然後微微呵之，可除煩躁口瘡之病。

治肝氣法

正坐，以兩手相叉，反覆向胸三五度，能去肝家積聚風邪。

然後睜睛微微噓之，可除眼中赤淚之病。

治脾氣法

正坐，伸一足，屈一足，以兩手向後反掣各三五度，能去脾家風邪傷食。然後呼之，可除痢瀉吐痰之病。

治肺氣法

正坐，以兩手屈地縮身，屈脊向上三舉，能去肺家風邪積病癆症。然後微微呬之，可除胸滿上焦之病。

治腎氣法

正坐，以兩手上聳，左右引脇三五度，以足前後踰左右各七度，能去腰腎膀胱間風邪。
然後微微吹之，可除眼昏耳鳴陽痿之病。

太上玉軸六字氣訣

五味六慾七情，內傷五臟，外功（點校：「攻」字之誤）九竅，諸疾所由生，故太上以氣訣治臟腑之病。

其法以呼而洩出臟腑之毒，以吸而採天地之精氣以補之。當日小驗，旬日大驗，一年後萬病皆除。此衛生之實，非勿傳未是人。

呼有六字：呵、呼、呬、噓、吹、嘻也，吸則一而已，俱要微微出納，不可徒耳聞其聲。聲粗則損心氣，徒呼之無益也。

人身肖天地，自子至巳屬陽，自午至亥屬陰。子時以後則向東坐，面正之，叩齒咽津，然後微呼。

卻呵心中毒氣，仰頭吸清氣以補之，如此六次。

卻呼脾中毒氣，仍吹（點校：疑為「吸」字之誤）以補之，可吸清氣又六次。

卻呬肺中毒氣，仍吸以補之，吸清氣而入六次。

卻噓肝中毒氣，仍吹（點校：疑為「吸」字之誤）以補之，吸清氣而入六次。

卻吹腎中毒氣，而吸清氣以補之，若此六次遵行。而用卻嘻以瀉膽中毒氣，而吸清氣以補之，如用行六次法以上，共六次，是為三十六小周天。

遵行之法，為人所得臟腑受得何病而行用，假如眼病，卻念噓嘻二字各十八遍，仍遵各用以吸補之，是為中周天。

以次又依前法呼呵等六字吐吸之，是為大周天也。

午時以後，則向南為之，南方火能祛陰也。如早起面向東，將六字各為用六次，亦可以治眼病也。

一要者頭，天淵也，天谷神所居之位，萬神集會之鄉。

二要者心，絳宮也，人能虛心凝神，則神氣俱定，息不往來，謂之大定矣。

三要在兩賢（點校：應為「兩腎」）之間，水火之際謂之地戶。上天九通（點校：「上天九通」為贅文）上通九天，下通湧泉，真氣聚散，皆從此關也。

能會此三要，神氣自然交結。外三（點校：此處應有一「要」字）者，玄牡之門（點校：應為「玄牝之門」，見《道德經》，下同）也。口通五臟，出者重濁之氣屬陰，一切百穀諸味，皆通地之精，從口而出，與地相接，謂之地根。鼻通六腑，出者輕清之氣屬陽，上接其天，此乃天根。

《太上》言玄牡（點校：「牝」）之門，是天地根。鼻有兩竅，口有一竅，共有三竅，共三竅（點校：此三字為贅文）此是神氣往來之門。

陽神為玄，陰神為牡（點校：「牝」），故名玄牡（點校：「牝」）二物也。人身火內外之榮，外火有質，藉穀氣而生；內火無形，隨意而起。

內火有三種，精為民火，氣為臣火，神為君火。君火者，心火也，性火也。性火發動，動火如木出火，身焚乃止。

仙訣曰：性火不動則神定，神定則氣定，氣定則氣定（點校：此「則氣定」三字為贅文）則精定，三火既定，並會于卜（點校：疑為「上」字）丹，是謂三華聚定之鼎也（點校：三華聚鼎，亦稱三華聚頂，氣功內丹術術語。指精化為炁、炁化為神，精炁神三寶之精華融聚於上丹田。此為內丹功成）。

延年六字訣

噓屬肝神主其目，赤翳昏昏淚如哭。都緣肝熱氣上衝，噓而理之最神速。

呵屬心神主其舌，口中乾澀身煩熱。量疾深淺以呵之，上焦有病皆除決。

（點校：原書《延年六字訣》僅錄以上兩訣，其餘四訣見於後，特轉錄於下）

呬（原注：音「戲」）法靈應切須秘，外屬鼻根內關肺，寒熱癆悶及毒瘡，以斯吐納無不濟。

吹屬腎臟主其耳，腰膝冷多陽道痿。微微縱氣以吹之，不用外邊求藥餌。

嘻屬三焦有疾起，三焦所有不和氣。不和之炁損三焦，但捋內外而自理。

呼屬脾神主其土，煩熱氣脹腹如鼓，四肢壅悶氣難通，呼而理之復如故。

運氣之法，先閉目端坐，鼻吸精氣，降至丹田，轉過尾閭，隨即提起，如忍大便狀。自夾脊雙關，透上直至泥丸宮，轉下鵲橋，汨（點校：「汩」字之誤）然嚥下，仍歸氣海。

初行功時，焚香一炷為度，漸增三炷。功行七日為上（點校：據《馮氏錦囊秘錄》應為「止」字）。初時行三日，發大汗，以功（點校：據《馮氏錦囊秘錄》應為「攻」字）陰邪，進熱粥以表汗。而食渴則漱玉泉以嚥之，饑則炊熱粥以食之。

為人煉丹修道，若有患在上身，收氣當存想其處，放氣則散於下身；患在下身，收氣亦存想其處，放氣則歸於丹田；患在遍身，當分經絡，屬上屬下，運法亦如之遵修也。

行持法

為人修聖胎凡胎，造化不二。凡胎以父精母血合化成形；聖胎修法而行，全是抽鉛添汞，以血為汞，以精為鉛。

太上曰：以鉛為君，以汞為臣。抽鉛者，自下丹田溢出真氣上升修煉也；添汞者，真氣一升變成金精，從肘後上升入丹田，補還腦中，所所虧也。補之既足，金水從頂門中降落口內，咽咽過重樓，是喉管，其形有十二環，撞見肺金，生成金唾。肺金經有兩道脈絡流入心經，唾返為血，此是鉛生汞也。心經有兩道脈絡注入腎經，血返為精，此是汞生鉛也。如此遵之行持修煉丹，十月無息，聖胎成矣。

十二段

一、叩齒 齒為筋骨之餘，常宜叩擊，使筋骨活動，身神清氣爽，為叩齒三十六數。

二、咽津 將舌抵上齶，久則津生滿口，便當嚥之，嚥下以定心神之氣，使靈液灌溉，五臟之火自降，則下以多嚥為妙也。

三、浴面部 將兩手自相摩熱，覆面擦之，自頸至髮際，如浴面洗之為狀。

四、鳴天鼓 雙手掩耳，以指彈腦骨之二邊，共廿四次，其聲壯盛為佳。

五、運膏肓穴 此穴在肩上背心兩旁，藥石針灸不到之處。常將兩肩扭轉七次左右，能散一身諸症。

六、托天 將兩手握拳，以鼻收氣，運至丹泥丸，即向上天擎起，隨放左右膝上。如前法每行七三次，亦如遵之而行也。

七、左右開弓 要閉氣，將左手伸直，右手作拳弓狀，兩眼稍隨右手左右各行三次，瀉三焦之火。

八、擦丹田 將左手脂（點校：此字疑為贅文）指托腎囊，右手擦丹田三十六次，後將左手換轉如前，遵法行之。

九、摩內腎穴工夫 將要閉氣，將兩手搓熱，向背後搓腎經門之穴命門各三十六次，遵修行之。

十、擦湧泉穴 用左手抱住左腳，右手搓左腳心三十六次。換轉右腳如前行。

十一、摩夾脊穴 此穴在背脊之下，大便之上，統一身之氣脈血脈，運之大有益。

十二、灑腿

足不運則氣不和血，身體行動不能爽健，須將左足立定，右足提起灑七次，後換右足，立定如前行。

上法一十二段，每朝早起坐床行一次，臨臥時行一次，日間稍暇，便可為行之。修煉有益於身旺之足，氣脈活潑而延年，遵照而行，則身旺焉，壽如松矣。

清心法

運氣之法已行，加以十二段錦之法，則胸膈舒暢，氣血流行，病宿自然頓去，況微病乎。

但此心不消，或為錢財，或為女色，或為意氣，或預料將來，或追悔已往，種種妄想雜亂，則慾火煎想，真陰消鑠，氣血停伏，前功盡亡矣。

人於此時，當自想曰：向我病篤時，九死一生，幾為塵下土矣。今復幸宜立於人間世，此於生也，餘矣！錢財女色，身外之物，餘也。意氣爭執，甚覺無味；兒孫自有兒孫福，但得自在逍遙，隨緣度日足矣。

祛病之方，長生之訣，詩曰：「酒色財氣傷人物，多少英雄被他惑。若人打退四惡罪，便是九霄雲外客。」

逸仙子辨惑論

修大道者，八門有三要，煉丹只一法。何謂之要？其一曰心體虛明，無所染著；其二曰持齋精嚴，不犯罪過；其三曰積功累行，廣行陰隲道德。

此三事上發勇猛心，加精進力，勤修不怠，則元神自旺，元氣自生，元精自固，然後下手煉丹，配肝肺，為龍虎；用心腎，為鉛汞，即身體為爐頂（點校：應為「鼎」），取精氣為藥物，五行會聚於中宮，三元混合於一體，煉成玉液金丹，以至聖胎成就而矣羽化飛升。

今世學仙之徒，不知大道根源，誤認旁蹊曲徑，稍得一法一術，謂之玄門的旨，其間有食頂門者，有守印堂者，有看鼻尖者，有持艮背（點校：《易・艮》：「艮其背，不獲其身。」背，謂相背而不見。後因稱不動物慾之念為「艮背」。「艮背」是古代一種精神治療法，欲人清心寡慾，猶如今之靜坐法）者，有想丹田者，有熊經鳥伸者，有鶴舒龜縮者，種種安樂沙門不可枚舉。

更有持齋斷葷者，修合丹藥者，吞符飲水者，餌之服術者，餐食松柏葉者，採日月之精華者與吸雲霞之氣者，種種服食法門不可枚舉。

外則更有誦經持咒者，有瞻星禮斗者，書符奏籙者，面壁打坐者，出神入定者，神遊天闕者，默朝上帝者，種種存想法門亦不可枚舉者。

此背傍小乘，於中亦有此幾條可以扶衰救老，益算延年，非前所謂大道入門金丹之正訣者。至於採藥用女人之精，燒銀煉爐火之術，此二門（點校：「門」字為贅文）種外道旁門，邪說魔略，斷不可輕信。古云「天上無貪財好色神仙」，慨（點校：「慨」通「概」）可見矣。

然初學之士，罔知進取，或被盲師瞎友引誘迷途，終身不悟，良可惜哉！故詳迷（點校：疑為「述」字）以醒之，可謂修（點校：「修」字為贅文）修仙之正路者也。

真仙總論

（點校：此篇成文時，受當時科學技術文化水準發展的制約，一些荒謬、迷信乃至錯誤之糟粕存於其中，例如「成佛變仙」、「長生不老」等等，我們對這些「瑕疵」沒有做特別的處理，一是為了保留原著的原有風貌；二是希望讀者全面認識民族文化發展的歷程；三是希望讀者能夠辨偽存真，提高自己的借鑒、辨識能力。）

修煉仙道五種：一曰天仙，二曰神仙，三曰地仙，四曰人仙，五曰鬼仙。此煉神生前略行善事，檢身飭行，習靜焚修，死後一處空身一往，至此受於輪迴亦難盡矣。

惟此返至蓬島，乃是精靈之鬼，故曰鬼仙；為人練習，所至於文通書理，可修煉之金丹大道，先天真氣，行立坐臥之功夫，乃人真正所立於人事，不離孝行道德，可進行仁政立品端之事。

雲霞道人正心修身，讓人從中利人不利於己，與人方便為樂，濟世救人之急，容人之過，學十分之虧，存心養性，修煉大道之丹藥也；亦能運氣斂神，惜身保命，止於安樂，益壽延年。煉丹呼吸之法，可通玄關通竅之法。

煉丹修仙者，風（點校：「風」字為贅文）須夙有仙風道骨，非庶士可學也者。

入門法天地升降，隨同修煉大丹法轉之妙。維此日月有盈虛之象，修煉通竅玄關坐用之功，依盤膝鼻吸清氣降至丹田咽津之法門，先識龍虎，次配坎離之法。

五臟心肝脾肺腎為五臟之行，可煉精氣神三寶，煉成大丹永鎮下丹田，留行住世，乃曰地仙；神仙者，以地仙再加修煉，濟世渡人，積功累行，陰盡陽純，超凡入聖，謝絕塵世，以返三山，乃曰神仙；天仙者，以以（**點校：此「以」字為贅文**）神仙再加精功德進（**點校：此「精功德進」四字為贅文**）精進，功德高大，法力宏梁，上膺天詔，以返洞天，是曰天仙。

既為天仙，效職以為仙君，上曰天（**點校：此處疑缺一「官」字**），中曰地官，下曰水官，官官升遷，歷任三十六洞天而返八十一陽天，歷任八十一陽天而道三清虛無自然之境，此真仙次第之階級而也。

固精法門

（點校：第35頁文字與此頁不銜接，而後面53頁的文字與之相接，應為原書抄錄排版時的錯誤，附53頁內容於下）

金丹秘訣法門：一擦一兜，左右換手，九九之數，真陽不走。每戌亥二時陰旺陽衰之時，宜解衣閉息坐臥，可練一手兜外腎，一手擦臍下，左右換手，各兜擦九九之數。仍盤膝端坐，先提玉莖，恕如忍大便，轉入如忍小便狀之法。

想我身中元氣精，自尾閭穴升上，直至泥丸宮，復下鵲橋，降至丹田。每行七次之法門，則固精自保身強，為丹田修煉也。

（點校：此頁與34頁內容不銜接，不知上文為何）非真空手。至於順帝之則（點校：「順帝之則」即順乎自然法則，見《列子》），竭其兩端，空固自若也。顏子屢空，尚有往復，未到所空亦空地位也。惟六祖所謂不思善不思惡，諸緣屏息，一念不生，方是本來面目，方是天命之性。人得之而為人，物得之而為物，充塞宇宙，無乎不有也。

又問儒釋何以異？曰作用不同耳。學仙常病釋氏修性不修命，何如曰騎驢覓驢。能修者難能欲修此，只就此恍然默識，守住此處，更成轍和，便是歸根復命，仙釋之道可通矣。

不然此性游散在於百骸九竅，不知歸宿之所，不知靜空之樂，一身之氣，湯沸火煎，莫知止息。氣既不住，神則隱而難顯；氣馳神隱，精必無由而生；精既不生，神必昏而不明，雖欲修命，其可得乎？

又曰神者一生之主也，究竟反若因乎精氣何也？曰神本無體，以氣為體，精無定形，以意而形，體物有之，根本則一，主雖惟神養其精氣，則三者互相為用，不可相離修性修命偏全之禍端矣，可識知而通也。

曰三教同乎？曰儒則聖之任，君則聖和，仙則聖之清，清屬智，和屬仁，任屬勇，《傳》曰：仁者見之謂之仁，智者見之謂之智，文王望道而未見，孔子無可無不可，然後可謂全體之大道。

曰如何以儒門大道何以不兼清和乎？曰習於多欲，英氣相尚傲惰，根深之大道，儒釋道三教也。

內丹三要論

《悟真篇》云：要得谷神常不死，須憑玄牡（點校：「牡」為「牝」）立根基。真金既返黃金室，一顆明珠永不離。」夫身中一竅，玄關之妙，名曰玄牡（點校：「牡」為「牝」）。

玄牝受氣以生，實為符神，三元所聚，更無別分。精神魂魄，會於此穴，乃金丹還返之根，神仙凝結聖胎之地也。

古人謂太極之蒂、先人之柄、虛無之系、造化之源、混沌之根、太虛之谷，歸根竅，復命關，戊己門，庚辛室，甲乙戶，西南鄉，真一處，中元，中黃，宮丹，元府，守一壇，偃（點校：《悟真篇》為「偃月爐」）丹爐，朱砂鼎，龍虎穴，黃婆舍，鉛爐土釜，神水華池，帝乙神室，靈台絳宮，皆一處釜（點校：此「釜」字為贅文）也。

然在身中求之，非心非腎，非口非鼻，非肝非肺，非脾非胃，非臍輪，非尾閭，非膀胱，非穀道，非兩腎中間一穴，非臍下一寸三分，非明堂泥丸，非開元（點校：「開元」乃「關元」之誤）氣海，然則果何處也？我得妙訣，名曰規中，一意不敢（點校：「敢」乃「散」之誤），結成胎仙。《參同契》云：「真人潛深淵，浮游守規中。」此所也。《老子》曰：「多言數窮，不如守中。」正在乾之下，坤之上，震之西，兌之東，坎離水火交媾之鄉。

人之一身，天地之正中，不依形而立，惟體道而生，似有似無，若亡若存，無內無外，中有乾坤，《易》曰：「黃中通理，正位居體。」《書》曰：「惟精惟一，允執厥中」；《度人人（點校：此「人」字為贅文）經》曰：「中理五炁，混合百神」；崔公《入藥鏡》曰：「貫尾閭，通泥丸」；純陽曰：「窮取生身受氣初」；平叔曰：「勸君窮取生身處，元歸氣海所由生，真息之所由起」；白玉蟾云念頭又念（點校：「又念」二字為贅文）動生關百（點校：「生關百」三字為贅文）處云：修丹之士，真息參（一作炁）不住，則神化無基矣。

此竅先天而生，後天相接，先後二氣，總為混沌。書云：天得之以清（天得一以精，煉得陰陽二氣），地得之以寧（地得一以氣，煆以造化結成），人得之以靈（人得一以神）。譚真人曰：修道開（點校：此「開」為「闢」之誤）灝氣之門，所以收其根，知元神之囊，所以韜其元（點校：「元」為「光」字之誤），若蚌內守，若石內藏，所以為珠玉之房，皆直措（點校：「直措」為「直指」之誤）也。

然此玄關一竅，亦無邊旁，更無內外，若以形體色相求之，則又謬錯，故曰不可執於無為，不可形於有作，不可泥於存想，不可著於持守，法象見諸丹經，或謂之元（點校：「元」為「圓」之誤）高中起，狀如蓬壺，關閉緻密，神運其中；或謂之狀如雞子，黑白相扶，縱廣一寸，以為始初，彌歷十月，脫出其包或謂之其白如綿，其運如環，中廣一寸二分，包一身之精粹，此固明示玄關之要，顯露造化之機，學者苟不探其玄，不順其奧，用功之時，便守之以為蓬壺，存之以為雞子，想之以為連環模樣，若此形狀，執著（一作有）為有（一作無），存無人（點校：「人」字為「入」字之誤）妄，豈大豈（點校：「大豈」二字為贅文）不大可笑耶？

要之玄關一竅，玄牝之門，乃神仙聊指造化之機耳。玉溪子曰：「似是四（點校：「四」為「而」之誤）非，除卻有（點校：「有」為「自」字之誤）身安頓，著落何處去？然其中體用權衡，本自不殊，如以乾坤法天地，坎離比日月是也。」《參同契》曰：「混沌相交接，權輿樹根相（點校：應無此「相」字）基，經營養鄞鄂，凝神以成軀。則神氣有所收藏，魂魄不敢散亂，迴光返照便歸來，造次不離常在此。」其詩曰：「經營勤鄂體虛無，便握元神裡面居。息往息來無間斷，聖胎成就合元初。」玄牝之皆備於斯矣。

押之（點校：「押之」為「抑又」）論之曰：杳林

曰「一空玄開（點校：「開」為「關」字之誤）竅，三關要路頭。忽雲（點校：「忽雲」二字為贅文）忽然輕運動，神水自周流。」又云玄關竅：「心下腎上處，肝西肺左中。非腸非胃府，一炁自流通。」

今曰玄關一竅，玄牝之門，在人一身之中正造化，固風君（點校：《遵生八箋・內丹三要論》，「風君」為「吻合」）乎此。《密語》曰：「徑寸之質，（點校：此處少一「以」字）混三才，在臍之上，約以三指，彷佛其內，謂之玄關，不可以心以（點校：「心以」二字為贅文）有心守，不可以無相（點校：此「相」字應為「心」字）求。以無心求以（點校：「無心求以」四字為贅文）有心守之，終莫之有；以無心求之，愈見其無。若何可也？

蓋用志不分，乃可凝神。但澄心絕慮，調息念令勻，寂然常照，勿使分勿使昏散，候氣安和，凝神入定於此。定中觀照內景，才若意到，其兆即萌，便覺一息從規中起，不閉不數，任其自然。

靜極而噓，如春沼魚，動極而反，如百蟲蟄，氤氳開闔，其妙無窮，加此少時，便神忘氣合神，一歸混沌，心不動念，無去無來，不出（點校：此處少「不入」二字），湛然常住，是謂真人之息以踵。踵者，其息修煉之義，神氣交感，此其候也。

前所謂元氣之由生，真息之所形之修，此意到處，便見造化；此息處，便見玄關。非高非下，非左非右，不前不後，不偏不倚，人一身天地之中，正此處也。採取在此，交媾在此，烹煉在此，沐浴在此，溫養在此，結胎在此，脫體結此。

今若不分明說破，學者必妄意猜度，非太過則不及矣。」紫陽曰：「饒君聰慧過顏閔，不遇真師莫強猜。縱有丹經無口訣，教君何處結靈胎？」

然此竅陽舒陰慘，本無正形，意到即開，開合有時，百日立基，養成炁母，虛室生白，自然見之。黃帝三月內視，蓋此道也。

藥 物

古歌云：「借向因何有我身，不離精氣與元神。我

今說破生（點校：原書至此無下文，與47頁不銜接）

春噓明目木扶肝，夏至呵心火自閑，

秋呬定知金肺潤，腎吹惟要坎中安，

三焦嘻卻除煩熱，四季當呼脾化餐，

切忌出聲聞口耳，其切猶勝保神丹。

練武者忌女色，宜久戒之。如有陰陽雙修之說，多為旁門左道，不可輕信也。

敬壇朝奉禮儀進行而遵規定

合一會；月華期第；次訓詞；上香禮節各地職員參差不齊，殊未足以表誠敬而垂儀型，本會尚無亦則正式之規定以資遵循，相約以師遵動容為律，協於克一，亦孔步亦步孔趨亦趨之意云耳等。因合將上香禮節，依次列明，以資參考，而歸劃一。

一、就位作揖之儀

先操手，扣合同扣，平胸上升齊眉，下降至足，復返至眉至胸，然後垂手兩側，其形深圓，上下如抱斗式。

二、跪之儀

左足前進一步，先屈右膝，後屈左膝，勿雙膝齊下。

三、叩首之儀

合手扣即於地同上，兩手勿動，先行一叩禮，再仰伸首上香，敬三上香法之禮，伏俯三叩。

四、上香之儀

叩首後伸首直腰之法，右手拈香一炷（左手同上），捧手敬香齊眉，再由左手降香於爐。如此敬供香三炷（上知），但同時勿用二手拈二炷或三炷，以圖簡易。捧獻時指勿張開。

真空法篇門

客有問真空頑空者，予空為秘之辦法曰：真空、頑空，出世、逃世耳。心不染是事出世，是謂真空；心畏事染是逃世，是謂頑空；譬如惟衡，星星燦然，物來順應，不隨物往，真空也；無星之衡，物感莫應，與物不相為用，頑空也，雖然是皆言其用，未見其體也。人之喜怒哀樂，當其未發，非真空乎？及發而中節不隨物往，空乃如故也。文王不識不知，孔子自謂無知也。

子宣記

十八代祖傳點穴訣

善人不可用法，必有大過，遇惡人必須用此法。此手法到處，必走黃泉之路也，慎之慎之！

正月立春雨水節，血在皮內，流行四方。日行十二時，日出卯。寅時血行在頭項；卯時血行面兩邊及耳洞；辰時血行在池中；巳時行在乳；午時行在心中；未時行在乳左下；申時血行臍下；酉時行在臍中；戌時行腳上合挈面手上合拿面。

正月亥子丑時，血行在手彎、腳彎。

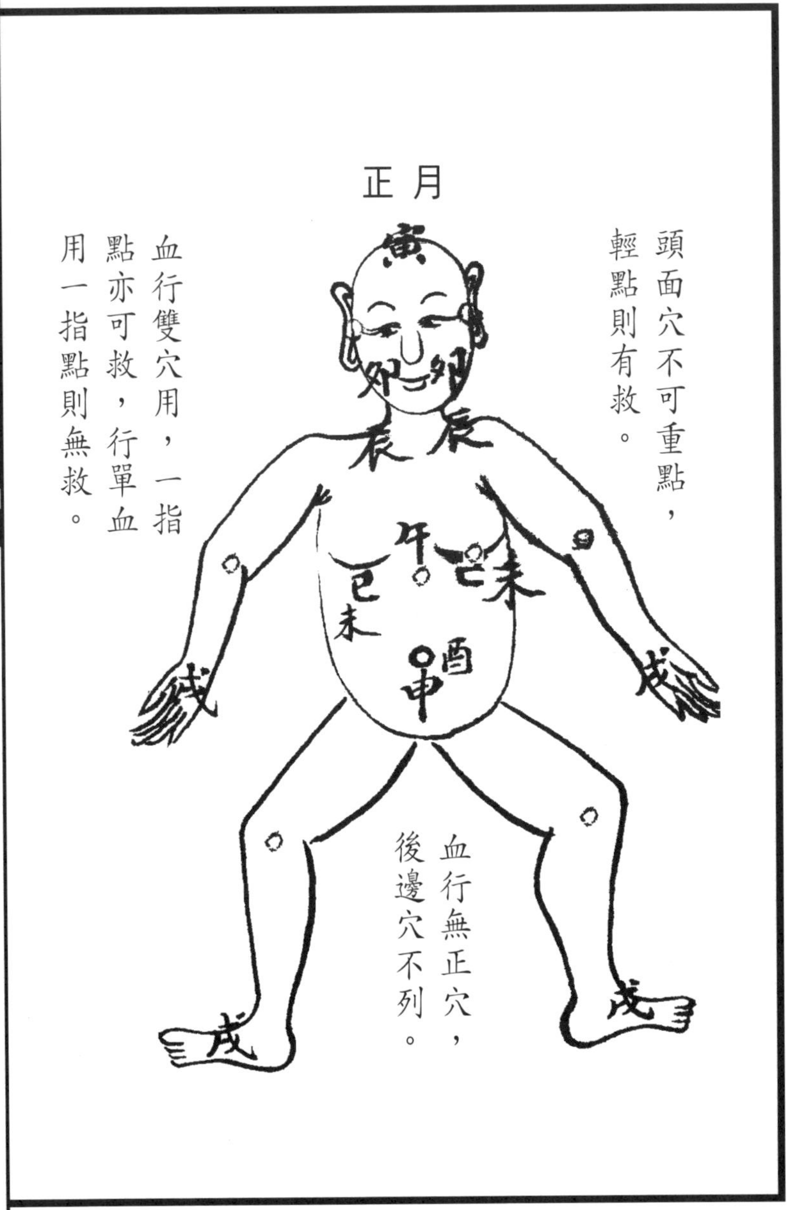
正月
頭面穴不可重點，輕點則有救。
血行雙穴用，一指點亦可救，行單血用一指點則無救。
血行無正穴，後邊穴不列。

二月驚蟄春分節，血在皮外流行。
寅時血在頭頂中；卯時在面中口上；
辰時在池中；巳時在乳上一指；
午時在乳下一指；未時在心中；
又未時行在手拿面；申時在臍上一指；
酉時血在臍下；戌時在腳彎及合腳拿面。

二月亥子丑時血行四方。

二月

傷者服藥，可活數年。

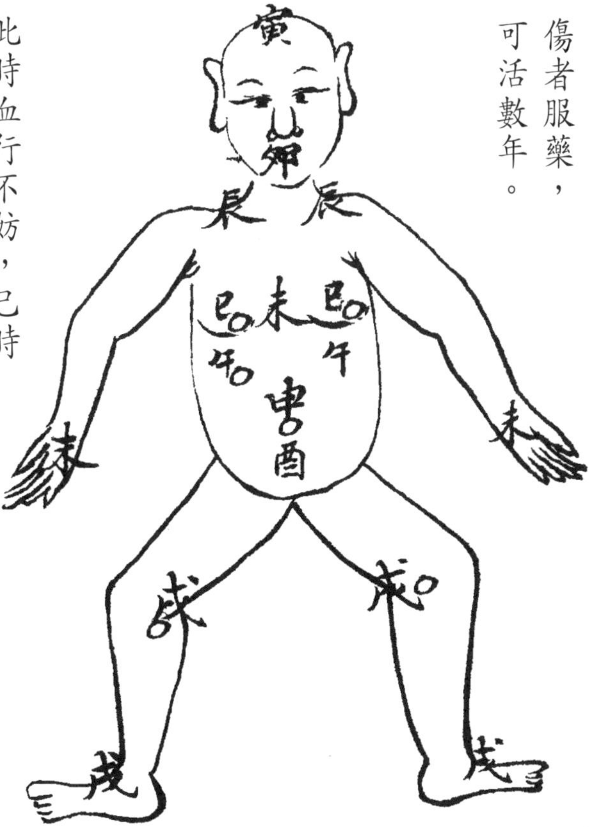

此時血行不妨，巳時行在正穴，慎之！

三月清明節、穀雨節，血按部流行。
寅時血在頭頂中；卯時血在耳窟；
辰時在池中；巳時在池下；
午時在乳中；未時在乳下一指；
申時在臍上一指；酉時在臍下一指；
戌在腿大肚；亥時在腳小肚。

三月子時血在腳合拿面；丑時血在面之四周。

三月

正穴不可用一指點。若用二指點者，服藥可救。

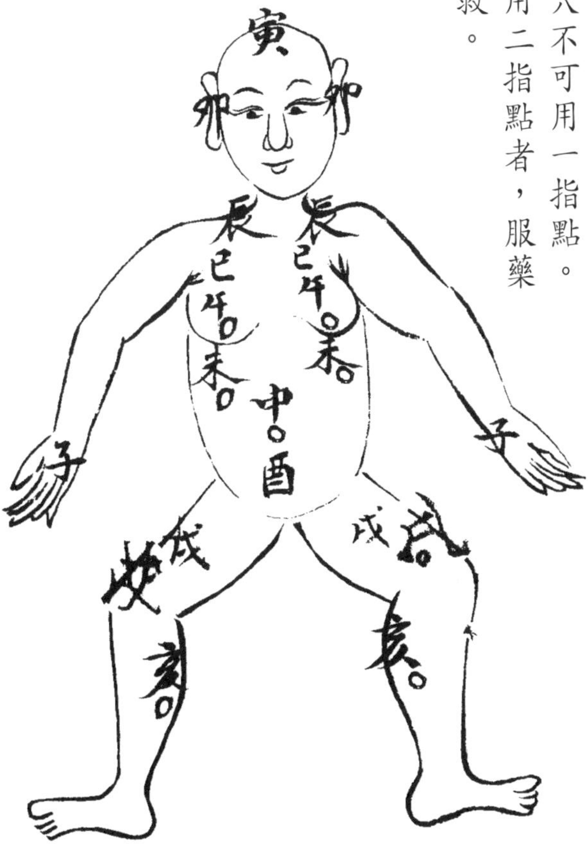

四月立夏、小滿節，血節節流行。
寅時血在頭中間；卯時在面中間；
辰巳時血在池頭乳上三指；
午時在乳下一指；未時血在臍中；
申時在臍下一指；酉時在腳膝彎；
戌時在腿大肚；亥時在手股；
子時在手小肚；丑時在手合拿面。

四月

雙指點不妨，
用力點必死。

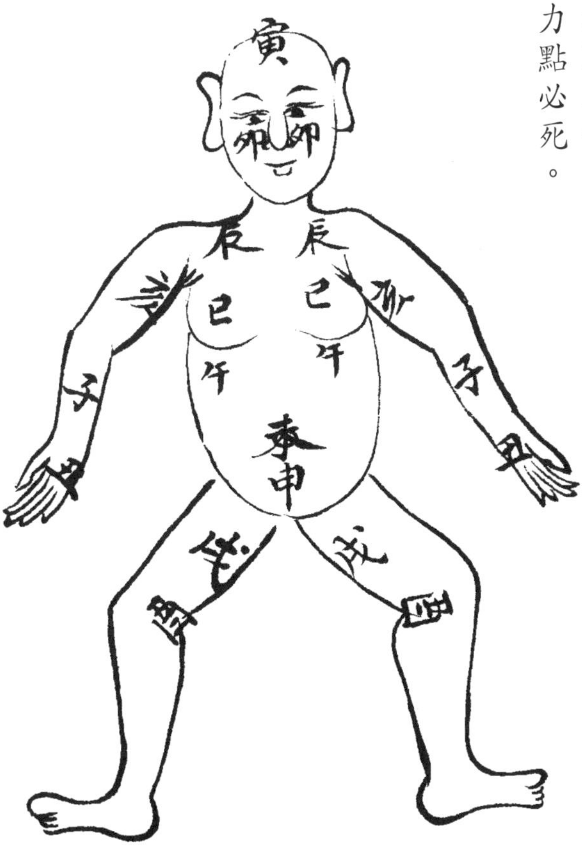

五月芒種、夏至節，血在四方流行，在右邊上下單行。

寅時血在右邊耳上行；卯時血在耳窟；

辰時血在池中；巳時在乳中；

午時在乳下，又在手彎；

未時在心中；申時在臍下；

酉血在臍內；戌時在腿彎；

亥時在膝彎；

子丑時血在腳合拿面。

五月

頭面莫重點，用雙指亦不妨。

用一指點單穴則無救

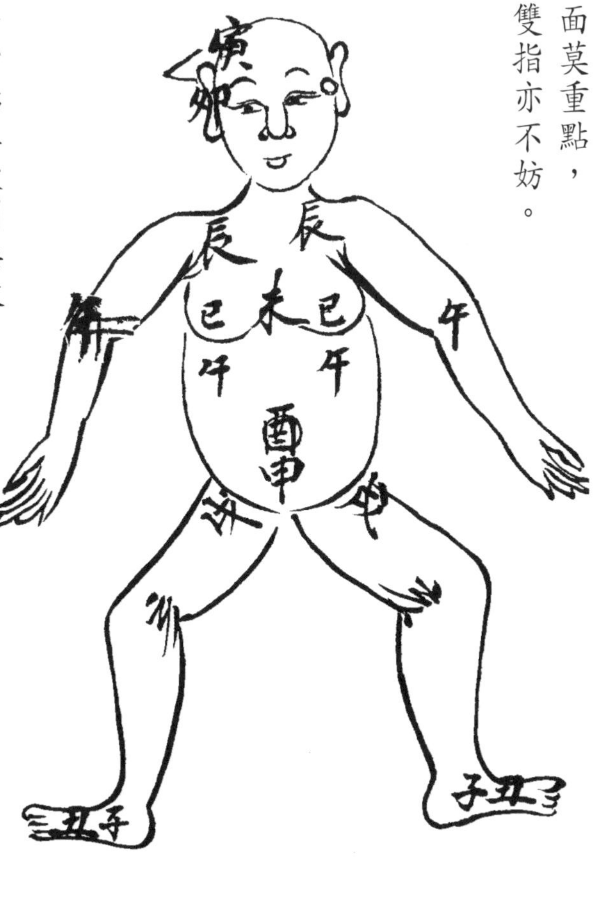

六月小暑、大暑節，血路由骨節流行雙穴。
寅時血在頭頂中；卯時血在面中；
辰時血在口下；巳時在池內；
午時在乳中；未時在乳下；
申時在手股；酉時在手合拿面到回出中心；
戌時血在心中；亥時在臍下；
子時血在臍內；丑時在腳大腿。

六月

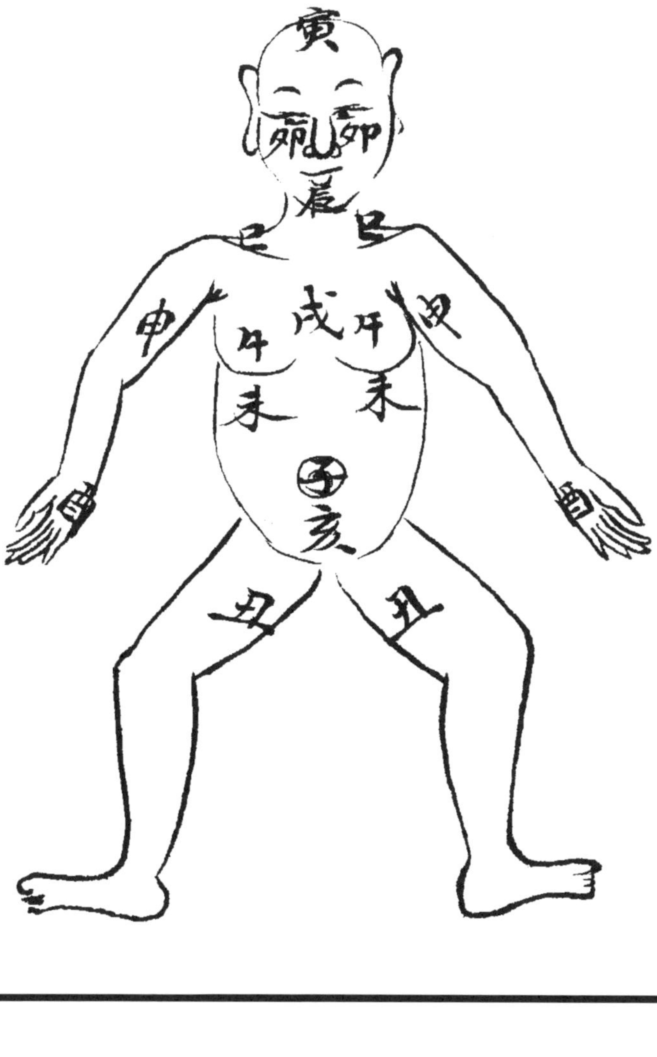

七月立秋、處暑節，血在骨節流行。
寅時血在頭右；卯時在目中；
辰時血在池中；巳時在乳上一指；
午時在乳下一指；未時在心肝中；
申時在肚平賔理中；酉時在賔中乳平；
戌時在腳合拿面；亥時在腳大肚；
子時在腳小肚；丑時血在右腳彎。

（註：「賔」是「賓」的異體字）

七月

秋行正穴以一指點，至念四日必死。

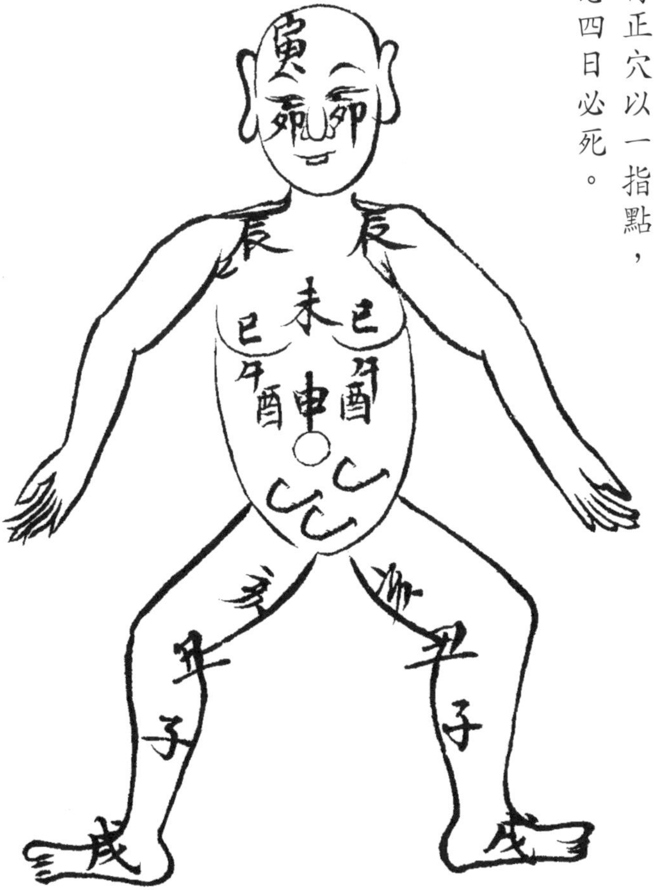

八月白露、秋分節，血在骨內流行。
寅時血在頭耳右邊；卯時血在眼下；
辰時在池內；巳時在乳上二指；
午時血在乳下，又在右手彎；
未時在心中；申時在臍上二指；
酉時在臍下；戌時在臍內；
亥時在腳大肚；子時在膝彎；
丑時在腳合拿面。

八月

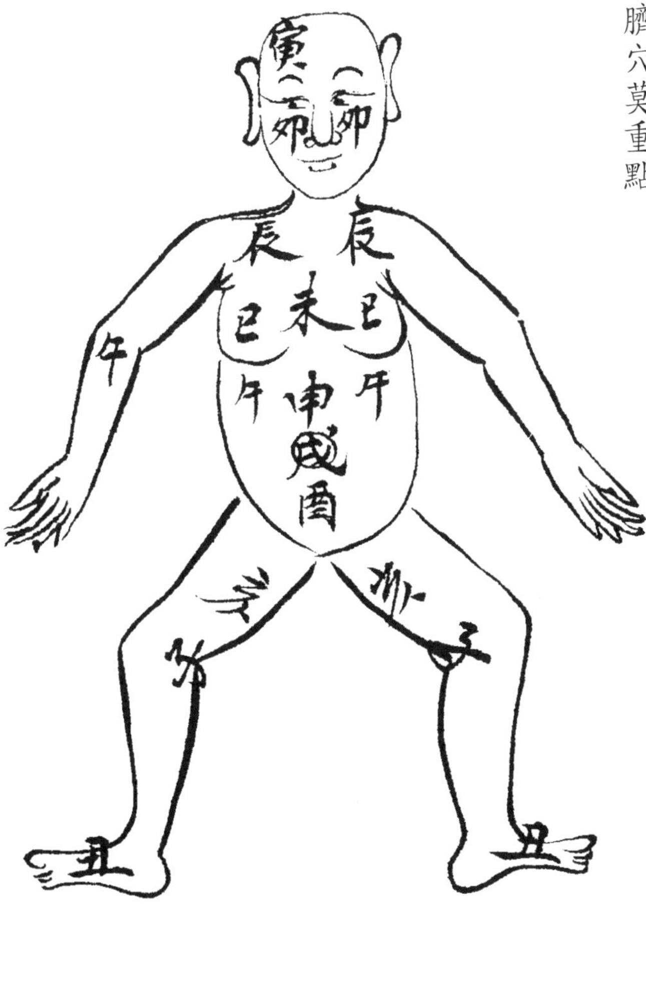

肚臍穴莫重點

九月寒露、霜降節，血在骨內右邊流行。
寅時血在頭右口平處；卯時在面中目下；
辰時血在池中；巳時在乳下，又在乳平膻中，又在手掌面；
午時在乳上及手彎；未時在心中；
申時在臍中上；酉時在臍中；
戌在臍及腳大肚；亥時在下腿彎；
子丑時血在腳目石。

九月

此池穴用一指點無救，雙指點可救。

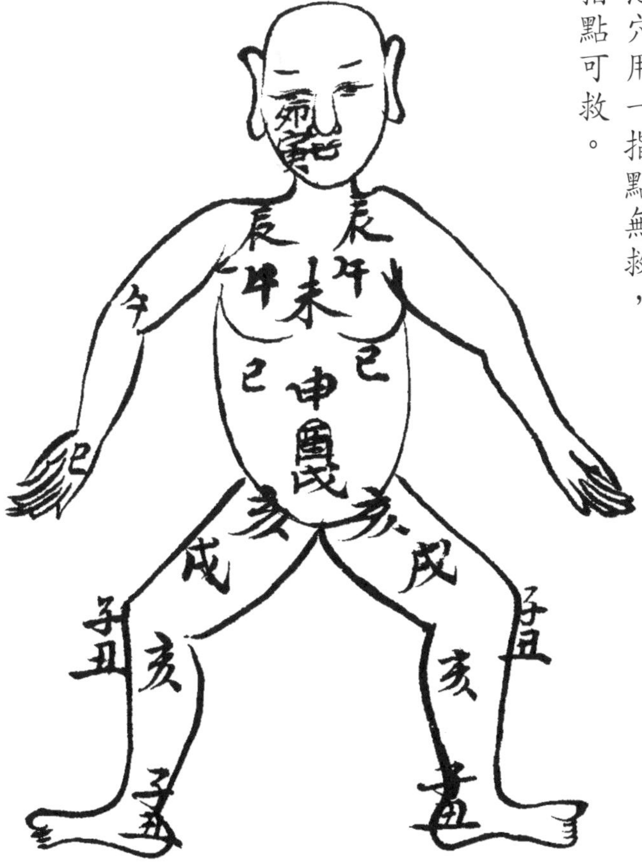

十月立冬、小雪節，血在中心流行穴。
寅時血在頭頂上；卯時血在面中口止；
辰時血在池內；巳時血在肩乳平下一指；
午時血在乳下及手彎；未時血在臍上；
申時血在臍下；酉時血在臍尾；
戌時血在腳大肚；亥時血在腳小肚；
子時血在腳合掌面；丑時血在腳面目石。

寅穴貳指點可救，
點冬季三年必死。

十月

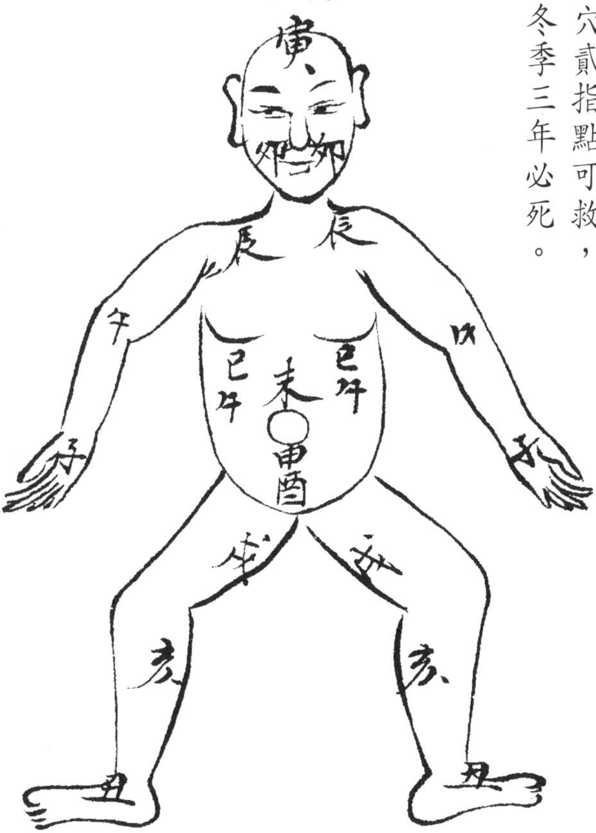

十一月大雪、冬至節，血在心中流行。
寅時血在頭中目上；卯時血在面中目下；
辰時血在池中；巳時血在肩中及乳上；
午時血在乳中及手彎；未時血在臍上；
申時血在臍下；戌時血在腳大肚；
亥子時血在腳小肚合拿面。

十一月

巳午穴以一指點勝

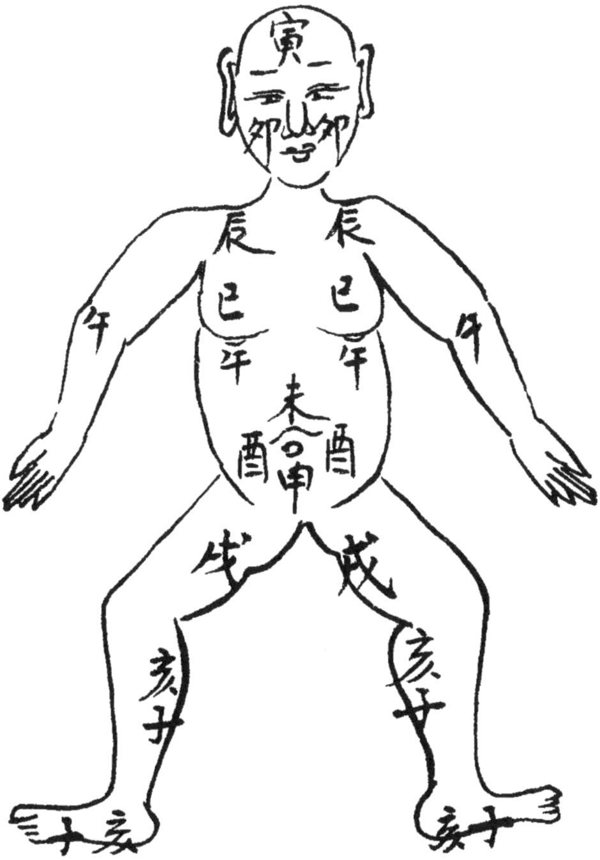

十二月小寒、大寒節，血在心中交春出行皮卯。
寅時血在頭右耳中；卯時血在口上；
辰時血在池中；巳時血在兩肩尾乳上一指平；
午時血在乳下及手彎；未時血在心中；
申時血在臍下；酉時血在腿大肚；
戌時血在膝彎；亥時血在腳合拿面；
子丑時血在腳目石下。

十二月

腳目穴以一指打有救，指點重十五日必死。

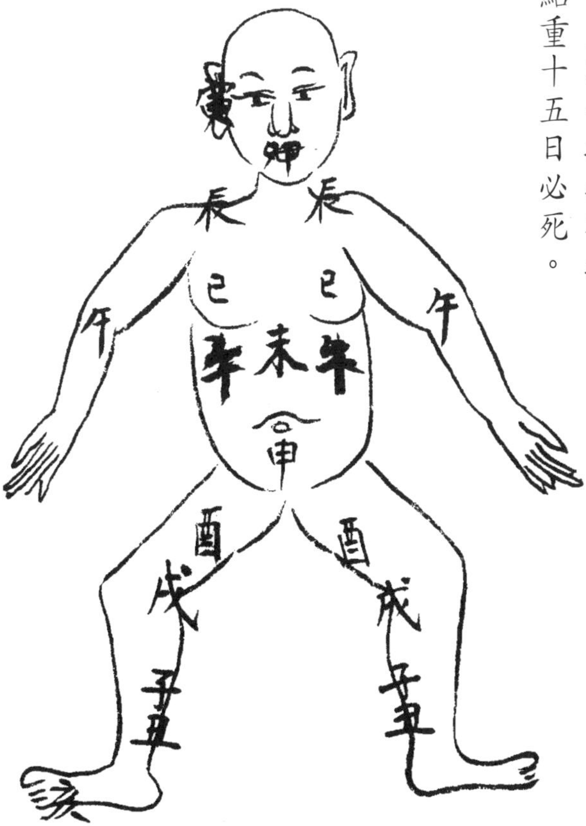

春行十二時血定，正用一指點者必死，用二指點者有救。

夏行十二時血定，上用一指點正穴無救，用二指點者服藥。

秋行十二時血定，正用一指打正穴者人無救。

冬行十二時，血在骨內行，用一指點亦不妨。若對合掌手處用雙指重點必死，不用服藥可也。

雙目朝上視，傷在腦頂穴；

舌尖吐出，傷在那關穴；

兩手不舉，傷在乳窗穴；
吃飲不下，傷在拔山穴；
氣不相接，傷在疝邊穴；
兩手無力，傷在鳳翅穴；
咳嗽不止，傷在氣眼穴；
移步難行，傷在扁池穴；
面色純黃，傷在上三穴；
兩手作燒，傷在股肘穴；
嘔吐不止，傷在肚角穴；

兩手作閉，傷在鬼眼穴；
單腳作閉，傷在其足穴；
悶死在地，傷在囟門穴；
暈死不見，傷在人中穴；
眼目昏花，傷在山根穴；
打後笑死，傷在腎門穴；
吃飲不下，傷在咽喉穴；
氣不相接，傷在氣海穴；
不知人事，傷在中高穴；

頭暈眼暗，傷在糞門穴；
立時致死，傷在丹田穴；
全身發燒，傷在□（此處疑漏字，待考）岐穴；
人全身有七十二穴。
病傷者色現青紫、紅黑、紅色者血猶活；紫色者血將死；紅黃者半生半死之症。
治死血則用破血之劑；色紅者則用活血之藥，紅腫者藥易救，青紫者救亦難；若現黑色，傷者只覺天昏地黑，脈息不通，速用急救丹救者，慎之！

急救丹加減用藥歌

（原文疑有漏字，漏字處用□表示，試點句讀，僅供參考）

歸尾和生地，檳榔赤芍奇；四味共為主，醫傷不差□（此處疑有漏字）。
頭痛加羌活，防風白芷隨。
腦痛添只（枳）殼，菖蒲用最宜。
更有良羌妙，二味可共施。
兩眼加白菊，決明白蒺藜。

咽喉若有串（「串」似為「患」），黃狗官砂宜。
兩脅柴胡用，膽草大青皮。
腰上□（此處疑有漏字）杜仲，故芷及大茴。
背上加烏藥，靈仙效不虛。
兩手桂枝進，足添五茄（加）皮。
肚角如有患，青皮白芍隨。
若還一雙腿，牛夕（膝）木瓜皮。
假若傷有腫，澤蘭鄞最奇。
為遇得傷久，桃仁□（此處疑有漏字）七粒。

芝麻一錢進，燒灰存惟宜。
小便取一碗，燒酒用半杯。
煎服立時效，君心不必疑。
不通在大便，大黄正及時。
小便若閉塞，車前不可離。
糞門如受傷，木通須用之。
小破血桃仁楊木，大破血紅花歸尾。
痛加乳香沒藥好，腫加三稜莪術奇。
吐加丁香以藕節，傷骨碎補絲麻施。

再有退潮止，柴胡黃芩實。
宜各俱盡用，妙處少人知。
珍合以炮製，用者精入微。

通關散

細辛一錢，牙皂一錢，朴荷一錢，射（麝）香五厘，共研細末，用冰薑一片，放患處用。

傷頭上水藥方

羌活二錢五分，防風一錢，蒿本一錢，碎補二錢，檳榔一錢五分，赤芍一錢，穿山甲三片，白芍一錢，白芷一錢五分，相子一錢，蛤蚧一錢，甘草八分，蔥引酒沖服。

腦門受傷水藥方

枳殼一錢，檳榔一錢，桔梗一錢，川芎一錢，木香一錢，廣皮一錢，碎補一錢五分，當歸一錢，海燥（藻）一錢五分，菖蒲一錢五分，丹皮一錢，甘草八分，蔥、灶心土為引，酒沖服。

背上受傷水藥方

靈仙一錢五分，烏藥一錢五分，貝母一錢，丹皮一錢，碎補一錢五分，五茄（加）皮一錢五分，乳香一錢五分，細辛一錢，生地一錢，連翹一錢五分，歸尾一錢，甘草八分，白檀香、蔥白頭、童便引，酒對服。

腰上受傷水藥方

杜仲一錢五分，故芷一錢五分，大茴一錢，菟系（絲）併一錢五分，續斷一錢五分，碎補一錢五分，木通一錢，歸尾一錢五分，生地一錢五分，伸筋一錢五分，金毛狗一錢五分，上桂一錢，年健一錢五分，川芎一錢，甘草八分，蔥為引酒對服。

左手受傷水藥方

羌活一錢五分，桂枝一錢，生地一錢，續斷一錢五分，秦艽一錢，玄胡一錢，勾（勾）滕一錢五分，靈仙一錢，細辛一錢，木香二錢，虎骨二錢，乳香一錢，上桂一錢，沒藥一錢，甘草八分，馬邊稍草、棗樹根、蔥為引，酒對服。

右手受傷水藥方

羌活一錢五分，靈仙一錢五分，秦艽一錢五分，續斷一錢，玄胡一錢五分，桂枝一錢五分，勾（勾）滕一錢五分，龍骨一錢，虎骨一錢，自然銅一錢，乳香一錢，沒藥一錢，細辛一錢，木香一錢，甘草八分，引同左手方用。

左脅受傷水藥方

膽草一錢，柴胡一錢，青皮一錢，歸尾一錢五分，廣皮一錢，碎補一錢五分，秦艽一錢，土別（鱉）四個，南杏一錢，年健一錢，獨活一錢八分，木香五分，只（枳）殼一錢，茜草一錢，甘草八分，蔥、薑、童便為引，酒對服。

右脅受傷水藥方

茨實肉一錢，赤芍一錢五分，桃仁一錢，紅花一錢，生地一錢，茜草一錢，丹皮一錢，年健一錢五分，細辛一錢，柴胡一錢，血結（竭）一錢五分，青皮一錢，膽草一錢，川芎一錢，甘草八分，引同左脅方用。

兩腿受傷水藥方

牛夕（膝）一錢，木瓜一錢，歸尾一錢五分，生地一錢五分，檳榔一錢五分，赤芍一錢，苧蔴一錢五分，獨活一錢五分，青皮一錢，蒲黃一錢五分，細辛一錢，腳樟一錢五分，通草一錢，碎補一錢五分，乳香一錢五分，海桐皮一錢，甘草八分，蔥薑為引，酒對服。

上步受傷水藥方

天麻一錢，白芷一錢五分，當歸一錢五分，生地一錢五分，羌活一錢，丹皮一錢，枳殼一錢，烏藥一錢五分，青皮一錢，法夏一錢，棗仁一錢，瓜蔞子一錢五分，蔥、薑、童便引，酒沖服。

中步受傷水藥方

當歸一錢，生地一錢，玄胡一錢，秦艽一錢，土別（鱉）六個，南行一錢，川芎一錢，紅花一錢，桃仁一錢，碎補一錢，烏藥一錢，獨活一錢，桑寄生一錢，赤芍一錢，甘草八分，引同上步用。

傷腰加故芷、小茴、鬱金、金毛狗。

又：心頭加硃砂、神砂、砂仁、棗仁。

又：左脅加紅花、桃仁、柴胡、木通。

又：右脅加芡實肉、赤芍、檳榔、膽草。

或有風寒加祛風散寒藥。

下步受傷水藥方

木瓜一錢，歸尾一錢五分，生地一錢，牛夕（膝）一錢，木香一錢五分，五茄（加）皮一錢，碎補一錢，細辛一錢，澤南一錢，南杏一錢，土別（鱉）六個，香附一錢，青皮一錢五分，防風一錢，甘草八分，薑、蔥、童便引。

傷小肚加胡麻枝子、白朮、青皮；

傷小便加木通、車前、赤苓、海金砂。

將怠（此字未能認出，待考）口受傷水藥方

棗皮一錢，檳榔一錢五分，紅花一錢，川芎一錢，只（枳）殼一錢，赤芍一錢五分，丹皮一錢五分，碎補一錢，硃砂一錢，石蒲一錢，玄胡一錢，天草一錢，海藻一錢，漏爐（蘆）一錢，甘草八分，灶心土、蔥、薑、童便引，酒沖服。

全身受重傷水藥方

歸尾一錢，生地一錢，玄胡一錢，川芎一錢，秦艽一錢五分，半夏一錢，川朴一錢，紅花一錢，桃仁一錢，獨活一錢，青皮一錢，丹皮一錢，蘇梗一錢，只（枳）殼一錢，土別（鱉）八個，川烏一錢，草烏一錢，地南蛇一錢，青木香一錢，甘草八分。

還陽保命丹跌打損傷皆可用

川芎五錢，當歸五錢，馬前一錢，赤苓一錢，硃砂一錢，附子一錢，上桂一錢，三七一錢，香附一錢，人中白二錢用井水漂。

傷在上步

加天麻一錢，白芷一錢，羌活一錢，藁本一錢。

傷在中步

加杜仲四錢，胡芷四錢，何首烏四錢，烏藥一錢。

傷在左手

加桂枝四錢，細辛一錢，丁香四錢，夠（勾）滕一錢，玉竹一錢。

傷在腳

加腳樟五錢，苧蔴五錢，桑寄生二錢，防風五錢，木瓜五錢。

傷發腫

加木香一錢，乳香一錢，碎補一錢，菖蒲一錢，烏藥一錢。

以上各症藥研細末，以蔥為引酒送下。

太乙保命丹

琥珀一錢，人中白一錢，上桂二錢，射（麝）香三分，三七一錢，土別（鱉）六雙酒浸洗，金箔十張，漆渣燒過的三錢，共研細末，不拘涼水、酒、茶、童便沖服。

仙前一味丹

玄胡索三錢，研末每服三錢，醫跌打損傷，效。

周身受傷水藥方

當歸一錢，生地一錢，赤芍一錢，茯苓五錢，鬱金五錢，杜仲一錢，故芷一錢，小茴一錢，上桂一錢，川朴二錢，乳香一錢，沒藥一錢、木香一錢、年健三錢、牛夕（膝）一錢，蒼朮五錢，母丁香一錢，然鋼（銅）二錢，香附一錢，烏藥二錢，伸筋一錢，廣皮一錢，碎補一錢，牙皂三分，檳榔一錢，只（枳）殼一錢，細辛三分，苡仁一錢，木瓜三分，穿山甲一錢，甘草三分，共煎用酒沖末藥服。

廣皮四錢，生地四錢，當歸四錢，牛夕（膝）三錢，秦艽四錢，然銅五錢，三七二錢，靈仙二錢，虎骨五錢，血結（竭）四錢，乳香二錢，沒藥二錢，桂枝二錢，過紅花四錢，伸筋四錢，蓽撥一錢，只（枳）殼二錢，龜板二錢，莪朮一錢，大更一錢，桃仁一錢，烏藥二錢，海桐皮二錢，續斷四錢，鬱金四錢，故芷四錢，五茄（加）皮五錢，杜仲五錢，土別（鱉）四錢，碎補五錢，黨參四錢，鹿茸五錢，甘草八分，共研末只可用每服三錢、四錢，以酒送下。

跌打後四肢作痛作癢氣脹過關節治方

羌活、獨活、歸尾、生地、川芎、三稜、莪朮、檳榔、川厚朴、只（枳）殼、烏藥、丹皮、西草、靈芝、牛夕（膝）、秦艽、續斷、木通、南星、木瓜、半夏、防風、西香、防己、碎補、茯苓、紅花、五瓜皮、故芷、杜仲、苡仁、桑寄、生硃砂，各用一錢，加乳香、沒藥各二錢，琥珀五分，射（麝）香二分，甘草八分，用酒炆（點校：似為「溫」字）服，生研末亦可用。

跌打腫痛敷藥方

生川烏、生草烏、北芥子、牽牛子、五倍子、南星、法夏、枝子、紅花、澤南、烏藥、廣皮、細辛、甘松，共研末用火酒及醋調敷患住。

一陣風

射（麝）香三分，三七一錢五分，虎骨五錢，金箔五十張，龍骨五錢，白蠟五錢，琥珀五錢，乳香五錢，沒藥五錢，硃砂一錢，土鼈十五個，地龍末二錢，無名異一錢，共研末冬蜜丸，每丸三錢，臨打架時用酒服一丸。

跌打消腫止痛方

白芍、茯苓、連翹、生地、川芎、白芷、荊芥、丹皮、紅花、檳榔、柴胡、木通、沒藥、白菊花、蔓荊子、茱萸子、莪朮、防風、碎補、內紅消、法半下（夏），次服去連翹、歸尾，若腫加大黃二分。

跌打加減藥方

腦上加川芎；
頭上加蔓荊子、防風；
心上加紅花；
左胸加杏仁、桔梗；
右胸加硃砂；
肚腹加小茴；
肺口加南星、天麻；

手上加桂枝、㽛（勾）滕；

腿上加牛夕（膝）、木瓜；

腳上加防己、石斛；

腦門作脹及肺口氣急促加只（枳）殼、川朴、厚朴；

頭暈昏加前胡、條參；

身發潮熱加柴胡、條參；

重傷痛加琥珀、三七、三稜；

口乾作渴加烏枚（梅）、葛根；

大小便不通加川朴、車前、海金砂、通草、熟地、大黃、射（麝）香。此藥加減係備洗血丹用，其方列下。

洗血丹治跌打損傷寄方也

木瓜、羌活、南杏、獨活、莊黃紅花、沉香、木香、小茴香、鉛末、生地酒製、厚朴、廣皮、杏仁、甘草、桑寄各用一錢。

加歸尾、三稜、莪朮、檳榔、只（枳）殼、白茯

苓、川烏、香附、故芷、秦艽、續斷、苡仁、虎骨、烏藥、碎補各用二錢，

另研丹皮五錢，五瓜皮五錢，茜草五錢，沒藥五錢，乳香五錢，射（麝）香四分，碎琥珀一錢研，金毛狗五錢，杜仲五錢，硃砂三錢，米炒水飛過蒸曬，和共研製為末用，為傷沉重加大黃三錢、黑索牛酒浸生研，用酒沖藥以碗蓋藥，一刻服每大劑用三四個；人要死，先用人參二、三分先吃下去，虎骨不用，三服後加肉桂五分、丁香三分，即或老年人用之亦美。

跌打後口發狂言神明湯

羌蟲一錢，勼（勾）滕一錢，木香二錢，白檀香一錢五分，年健一錢，苡仁二錢，製大黃五分，茯苓皮三分，黃柏一錢，木瓜一錢，製黃芩五分，五瓜皮一錢，丹皮一錢，參鬚三分，川朴一錢，藿香、南星各一錢，沒藥二錢，黃連一分，血結（竭）、琥珀各一錢研末，羌活五分，珍硃（珠）一分研末，生地一錢，茯苓一錢，碎補一錢，木通五分，廣皮甘草五分，犀角二分磨，羚羊角一分磨，煎服酒對服或研末服。

跌打後咳嗽水藥方

生地、赤芍、杏仁、蘇子、沉香、半下（夏）、雲苓皮、貝母、陳皮、檳榔、金佛草、連翹、白茯苓、甘草，二服不用半下（夏），俱用童便為引，酒沖服。

十全大補湯治受重傷身瘦者亦宜服

當歸二錢，生地三錢，熟地二錢，川芎二錢，故芷三錢，杜仲四錢，牛夕（膝）四錢，木瓜三錢，防己二錢，棗皮三分，秦艽二錢，續斷三錢，苡仁四錢，天麻二錢，製附子二錢，甘草一錢，共研末冬密為丸服。

跌打傷陰川煉丹

羌活二錢，獨活二錢，歸尾二錢，生地二錢，川朴二錢，只（枳）殼二錢，丹皮二錢，香附二錢，沉香一錢，沒藥二錢，紅花二錢，檳榔二錢，小茴二錢，金櫻子一錢，川練（楝）子二錢，茜草二錢，射（麝）香三分，木通二錢，海金砂二錢，甘草一錢。

陰人傷陰戶加蔡花一錢炒，共研末每服用三錢酒送下。

接骨紫金丹

硼砂一錢，碎骨補二錢，乳香五錢去油，血結（竭）一錢，大黃五錢，歸尾二錢，土別（鱉）二錢焙乾研，自然銅一錢火燒紅入醋內七次，共研細末入瓶內封口，臨用之時，每服八厘，熱酒送下，蓋被暖臥即癒，忌多服。

跌打損傷方

當歸一錢，川芎一錢，製川烏二錢，肉桂二錢，白芷二錢，句（勾）滕二錢，乳香二錢，沒藥二錢，血結（竭）一兩去油，大茴一錢，小茴一錢，續斷五錢，牛夕（膝）二錢，杜仲五錢，故芷五錢，桃仁五錢，製木瓜五錢，羌活六錢，獨活七錢，然銅二兩製，製辰砂一兩，三七二錢，虎骨二兩製，石斛二錢，五瓜皮五錢，射（麝）香五分，共為細末，每服二、三錢，熱酒沖服，看人強弱加減用。

鐵布衫藥方

自然銅一錢製，木別一錢去油，乳香一錢去油，沒藥一錢同上，無名異一錢製，白蠟一錢，香芷姑一錢烘乾，木耳三兩，硃砂五錢，蚯蚓一錢，只為末煉蜜為丸，每服一錢，熱酒送下；若不打架，用甘草湯解之。

跌打損傷立效方

蚯蚓用數條擂爛，以熱酒沖服；傷重則用九十條炒研，服後蓋被暖臥一覺癒。

治祛夾棍傷並祛跌打傷方

乳香輕重者用二四錢，入鍋底燋少許，一共研末，以好酒調服。

治跌打重傷先用開關散，後用此湯藥方。

兔兒草、活血丹、桑寄生、接骨草、上肉桂、葳靈仙、骨風草、虎骨、紫香、南蛇、腳樟、獨活、柴胡、沒藥、乳香、當歸、桂枝、杜仲、黃耆、苧痲、木瓜、羌活、赤芍、紅花，煨羌（薑）一片為引。

大便傷加大黃，小便閉加車前，小肚傷加桔梗，老人受傷加茯苓，腳痛加木瓜白葛根，女人受用加益母草、骨碎補、自然銅，冬月加麻黃，夏月加香茹草，飲食不進加砂人（仁），神魂恍惚加琥珀，氣急加蒲燒灰。

開關散

當歸一錢，只（枳）殼一錢，血結（竭）一錢，肉桂八分，乳香一錢，沒藥一錢，生半夏一錢，生大黃一錢，射（麝）香一分，自然銅不拘多少，共研細末。

遇口牙不開，用筷子或用刀揪開，每服三分，宜諒（量）人身體加減用。

治湯火燒傷

黃柏一兩，血餘一兩，洋茶五錢，血結（竭）官各五錢，共研末麻油調敷。

又方

生大黃一兩，冰片一錢炒黑，洋茶一錢，官砂一錢，黃連三分，共研末麻油調搽。

治湯火炮傷方

黃柏、黃芩、上片、大黃、白蠟、九里光、草藥血結（竭）、豬毛燒灰，共研末麻油調搽。

又妙方

於七月七日汲涼水七筒，至夏天收老黃瓜七條、大黃七兩，收入罈內封固，待用專治火燒湯炮。

跌破刀口俱用方

松香以淨黃色明者不拘多少，研細末以敷其口，數日不見水即癒。

鐵撞刀斧俱用方

炭煤研細末，以敷其口，數日不能吃糯米，不能見水，臉上和頭部敷上會結烏巴。

一九（凡）打人悶死者，將紙條消他鼻孔進，打涕者即省；如打前心，將後心一拍即省；如打後心，將前心一拍亦轉而生。

看五絕症法

兩眼白睛上血筋多，內瘀血亦多或直視無神難治。左手中指甲，放手血即還原者可治，若不還原不可治；或紫黑者不治；陽縮者不治。腳趾甲與手指甲合看，腳底色與臈（「臈」古同「臘」）黃者難治。此五絕症內有一二件症不犯者，抑或可治之症也。

跌打末藥開上

頭上加升麻、川芎、白芷、告（應為「蒿」）本、天麻此上瓜、烏藥、靈仙、貝母。

左邊加青皮；右邊加只（枳）殼。

腰上加杜仲、大茴、桃仁、加皮、碎補。

肚上加青皮、白芷、杜仲。

兩手加秦艽、桂枝、瓜皮。

兩腿加羌活、鬱金、茄皮、牛膝。
兩腳加朴荷、牛膝、木瓜、蜂騰。
糞門加木香。
大便閉加大黃、黃柏。
小便閉加車前、木通。
痛不止加沉香、茴香、赤芍。
泄者加白朮、血果。
驚嚇加木香、果仁。
心謟語（編者：疑為「譫語」）加血結（竭）、硃砂、木香、蘇木。

傷風加防風、白芷、半夏、荊芥。

吐血皮及瀉血血淤加薄黃炒、蘇木、黃柏葉、金毛狗、百草香、真錦灰。

勝金散治跌打損傷、遍身疼痛

降香末一兩，當歸尾一兩酒炒，土別（鱉）蟲酒炒二錢，共為末燒酒送下，每服二分半。

虻蟲散治跌打損傷瘀血作痛骨節疼

疼痛服之，其孕歸忌。

牛虻蟲取血飽者佳，去翅曬乾二個，牡丹皮炒研一錢，二味共為末，酒沖服，下瘀血即化為水。

甦命湯治跌打重者

舊蒲扇燒灰，用砂糖水調酒服下；若有微氣者，用蚯蚓三條火炙為末酒送下，仍活者矣。

行血散治跌打損傷用

當歸酒炒一兩，川芎一兩，羌活二兩，土別（鱉）去製二錢，乳香去油二錢，沒藥去油二錢，寄奴二兩，蘇木五錢，乳銅醋炙三錢，茄皮二兩，桃仁去皮尖一兩，木香一錢，地骨皮去梗一兩，以上共研末每服二錢。

若新打者，用山楂紫蘇湯，宿者酒服進二三次。下藥時先用吹鼻散打嚏；若牙緊閉，必用開關散然後進藥；又恐吐出，須押其舌下二頓，倘有不受藥者，便為凶症，不治矣。

紫金丹

生大黃，骨碎補去毛，硼砂研入碗將藥沖，禾（木）耳炭炒研，半兩錢醋炙，乳香去油，蕪皮根木地者出，地別蟲去製，沒藥去油，血竭（竭）鮮紅者，烏藥，丁香，地龍煆，以上共為末，每服一分，其骨自接；吐血者亦用一分。血崩者其餘打傷小病，只用七厘，看症輕重方為妥當。此藥不可多服，但吐血血崩服用，童便沖陳酒服下，愈效。

九龍丹治跌打接骨者

土別（鱉）酒浸焙乾一錢，乳香去油一錢，沒藥去油一錢，大黃炒一錢，血竭（竭）一錢，然銅醋炙七次一錢，歸身酒浸一錢，硼砂一錢，半兩錢醋煆七次一錢，以上共為末，收儲瓷瓶內聽用，每服七厘或八厘，老酒送下，其骨自接。傷甚者加上寸三分，太重者用衣包、韮菜，童便和吃。鬱金、蟾酥另外服三厘。

保命丹治同前方一樣

乳香去油一錢，沒藥去油一錢，然銅醋炙一錢，矦薑（點校：疑為「猴薑」）一錢，血蠍（竭），寸香三分，共為末，神麴酒糊為丸，每服七厘，加歸尾浸炒，又加紅花，起時加一錢，老酒送下。

導引養生功

全系列為彩色圖解附教學光碟

張廣德養生著作　每冊定價 350 元

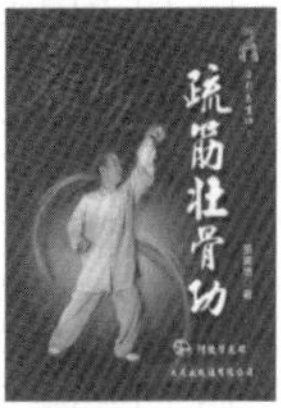

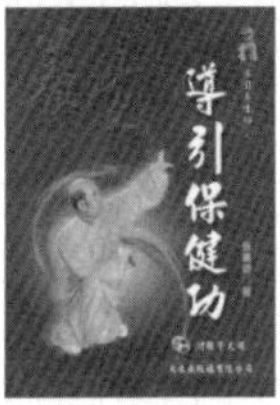

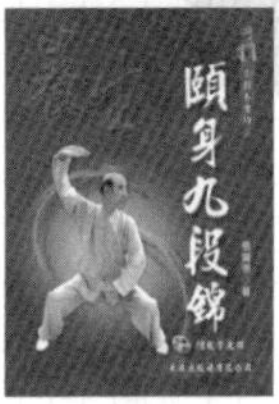

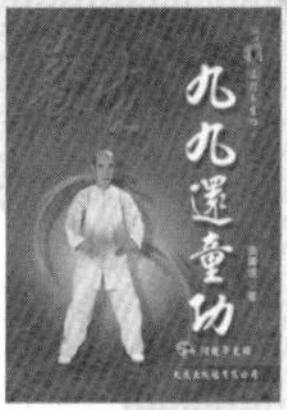

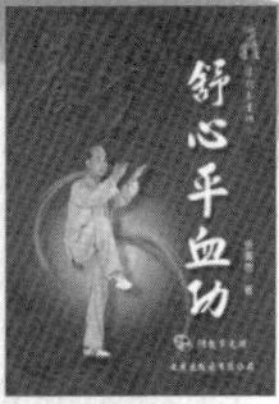

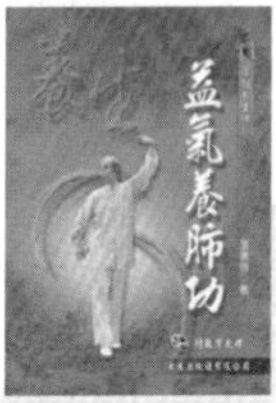

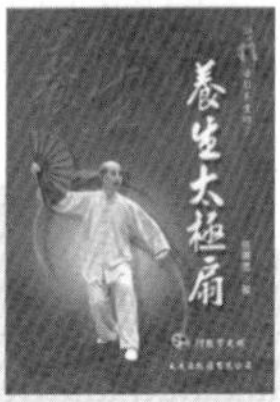

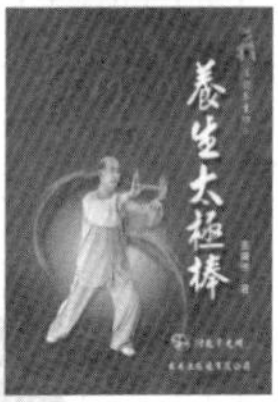

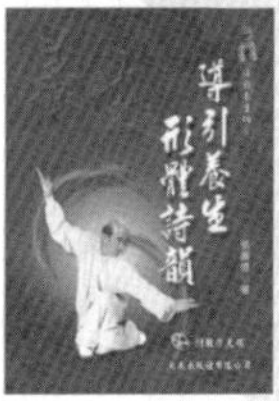

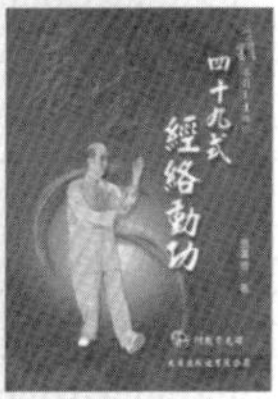

輕鬆學武術

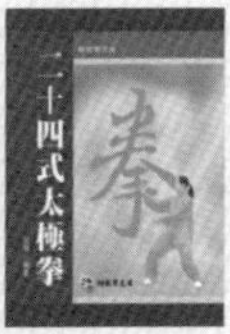

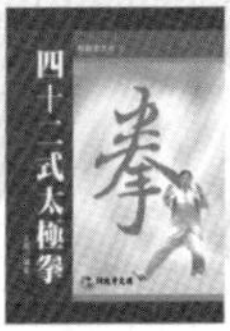

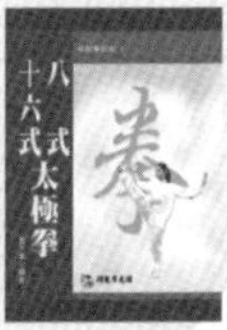

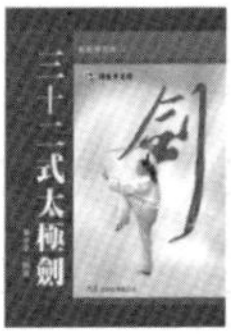

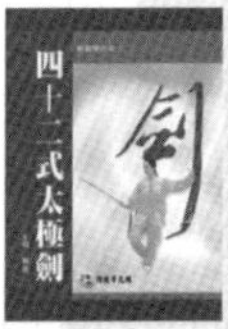

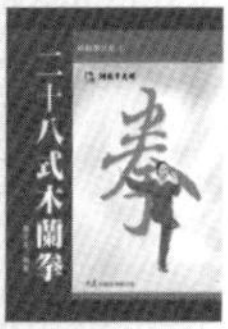

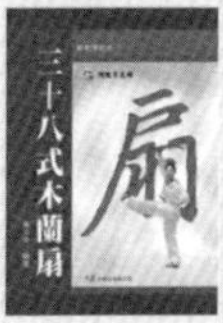

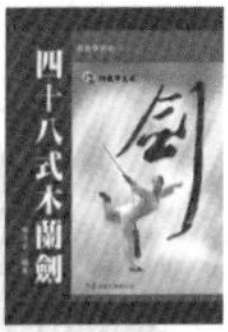

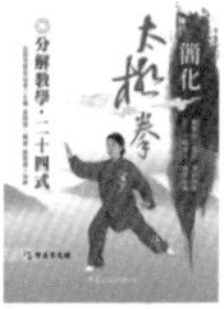

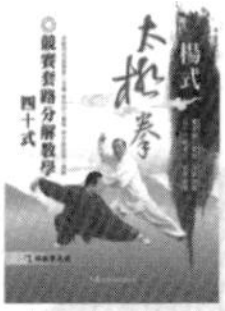

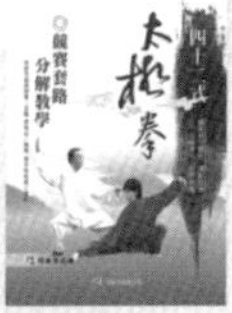
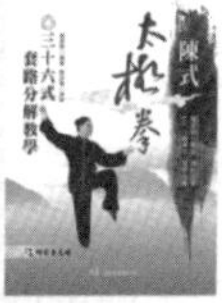

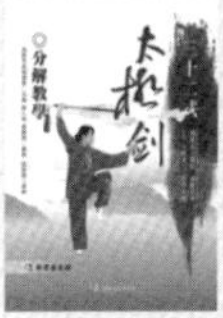

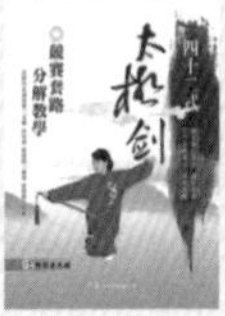

太極跤

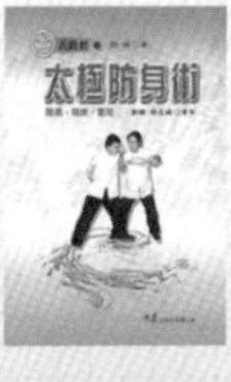

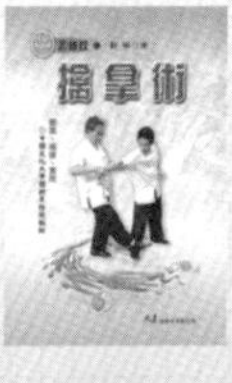

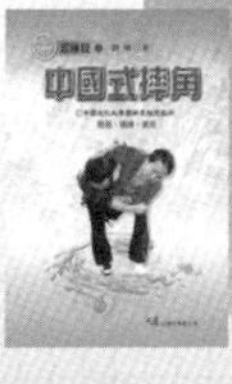

彩色圖解太極武術

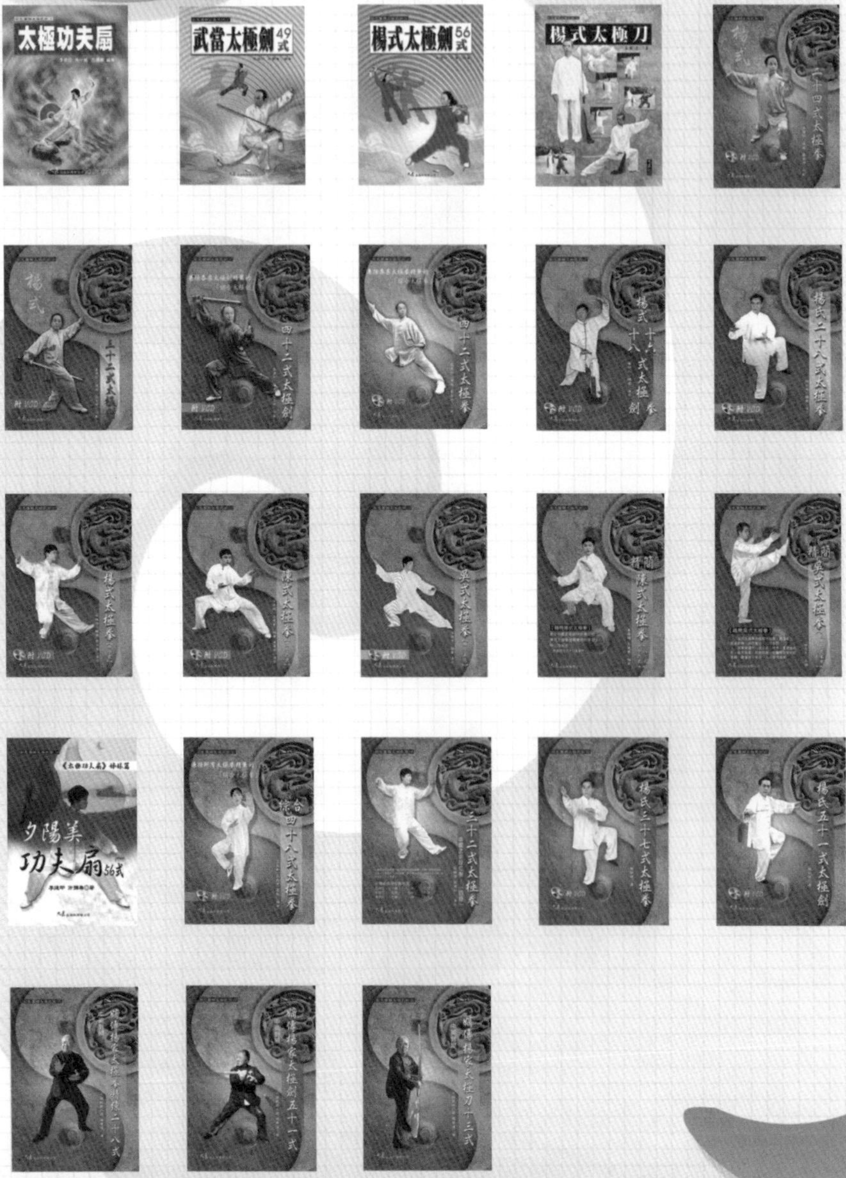

太極功夫扇
武當太極劍 49式
楊式太極劍 56式
楊式太極刀
四十二式太極劍
四十二式太極拳
楊氏二十八式太極拳
楊式太極拳
陳式太極拳
吳式太極拳
夕陽美 功夫扇 56式
三十二式太極拳
楊氏三十七式太極拳
楊氏五十一式太極劍

養生保健 古今養生保健法 强身健體增加身體免疫力

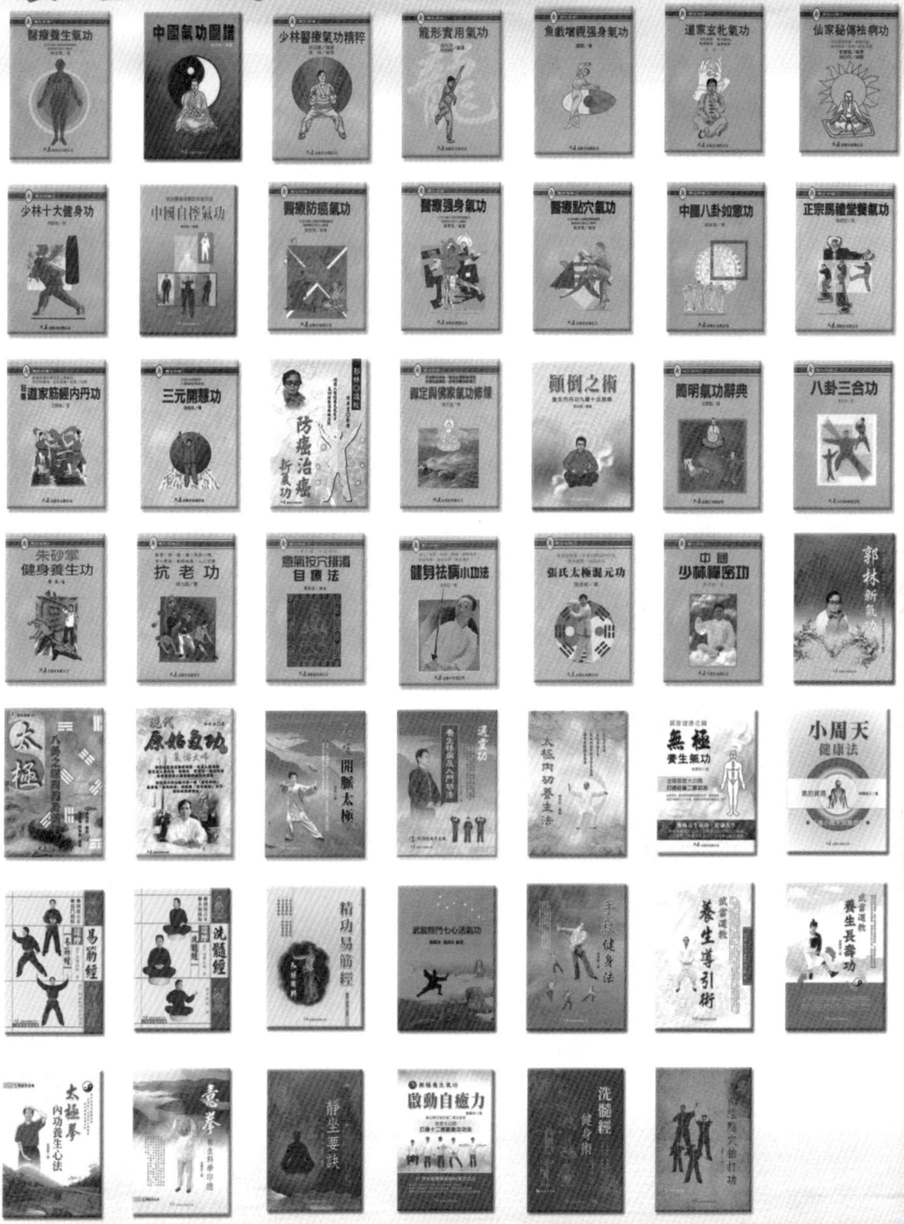

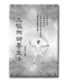

太極武術教學光碟

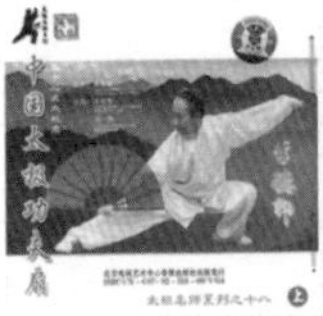

太極功夫扇
五十二式太極扇
演示：李德印 等
(2VCD)中國

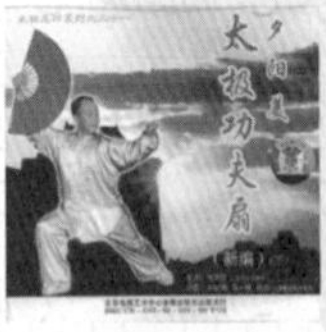

夕陽美太極功夫扇
五十六式太極扇
演示：李德印 等
(2VCD)中國

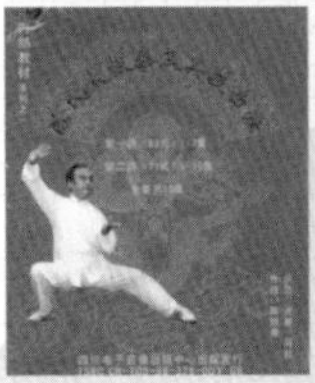
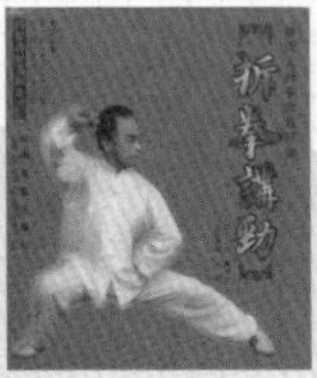
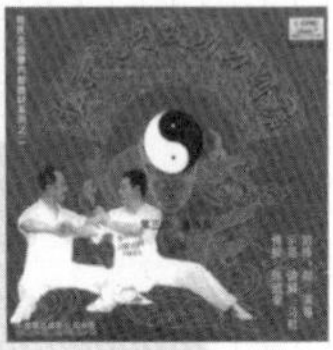

陳氏太極拳及其技擊法
演示：馬虹(10VCD)中國
陳氏太極拳勁道釋秘
拆拳講勁
演示：馬虹(8DVD)中國
推手技巧及功力訓練
演示：馬虹(4VCD)中國

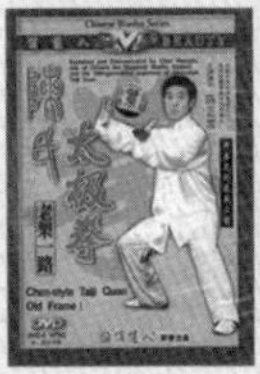
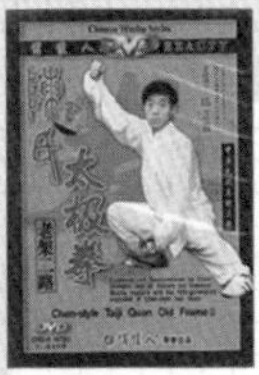
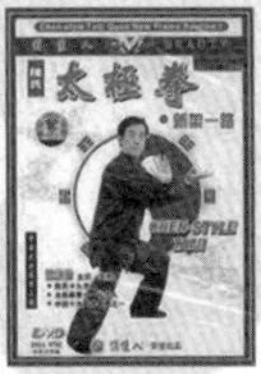
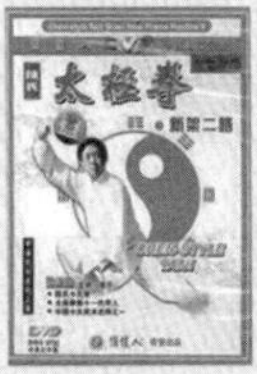
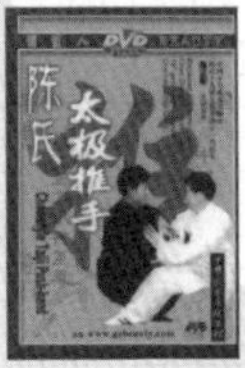
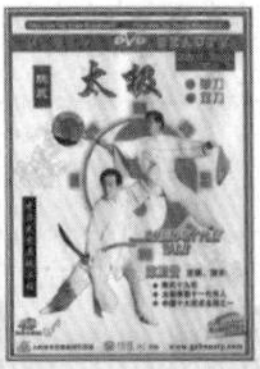

陳氏太極拳新架一路
演示：陳正雷(1DVD)中國
陳氏太極拳新架二路
演示：陳正雷(1DVD)中國
陳氏太極拳老架一路
演示：陳正雷(1DVD)中國
陳氏太極拳老架二路
演示：陳正雷(1DVD)中國
陳氏太極推手
演示：陳正雷(1DVD)中國
陳氏太極單刀・雙刀
演示：陳正雷(1DVD)中國

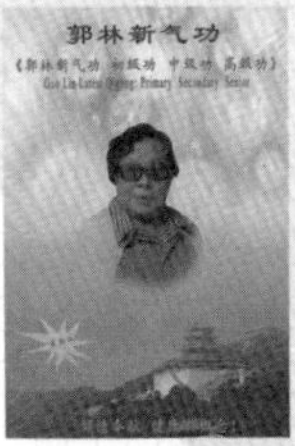

郭林新氣功
(8DVD)中國

本公司還有其他武術光碟
歡迎來電詢問或至網站查詢
電話：02-28236031
網址：www.dah-jaan.com.tw

原版教學光碟

歡迎至本公司購買書籍

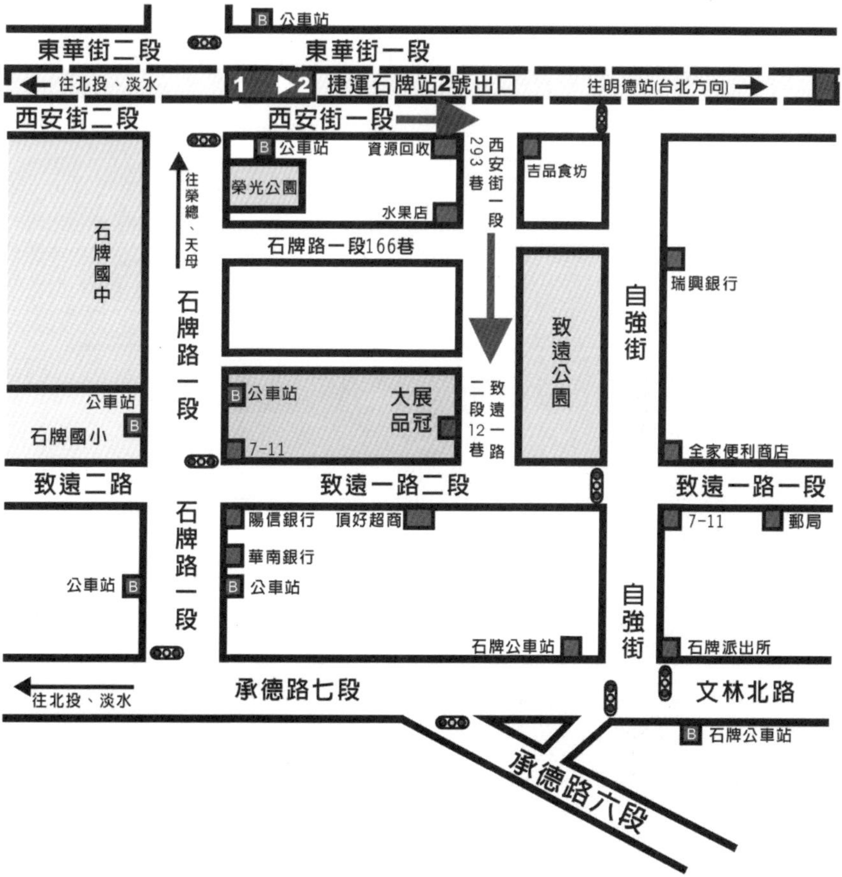

建議路線

1.搭乘捷運・公車

淡水線石牌站下車，由石牌捷運站２號出口出站(出站後靠右邊)，沿著捷運高架往台北方向走(往明德站方向)，其街名為西安街，約走100公尺(勿超過紅綠燈)，由西安街一段293巷進來(巷口有一公車站牌，站名為自強街口)，本公司位於致遠公園對面。搭公車者請於石牌站(石牌派出所)下車，走進自強街，遇致遠路口左轉，右手邊第一條巷子即為本社位置。

2.自行開車或騎車

由承德路接石牌路，看到陽信銀行右轉，此條即為致遠一路二段，在遇到自強街(紅綠燈)前的巷子(致遠公園)左轉，即可看到本公司招牌。

國家圖書館出版品預行編目資料

武功按摩修練秘術／十八代祖傳點穴訣／江永慎修／著
——初版——臺北市，大展，2017[民106.01]
面；21公分——（老拳譜新編；29）
ISBN 978-986-346-144-9（平裝）
1.按摩 2.經穴
413.92 105021086

【版權所有・翻印必究】

武功按摩修練秘術/十八代祖傳點穴訣

著　　者／江永慎修
校 點 者／常　學　剛
責任編輯／王　躍　平
發 行 人／蔡　森　明
出 版 者／大展出版社有限公司
社　　址／台北市北投區（石牌）致遠一路2段12巷1號
電　　話／(02) 28236031・28236033・28233123
傳　　真／(02) 28272069
郵政劃撥／01669551
網　　址／www.dah-jaan.com.tw
E-mail／service@dah-jaan.com.tw
登 記 證／局版臺業字第2171號
承 印 者／傳興印刷有限公司
裝　　訂／眾友企業公司
排 版 者／千兵企業有限公司
授 權 者／山西科學技術出版社
初版1刷／2017年（民106年）1月

定　價／200元

●本書若有破損、缺頁請寄回本社更換●

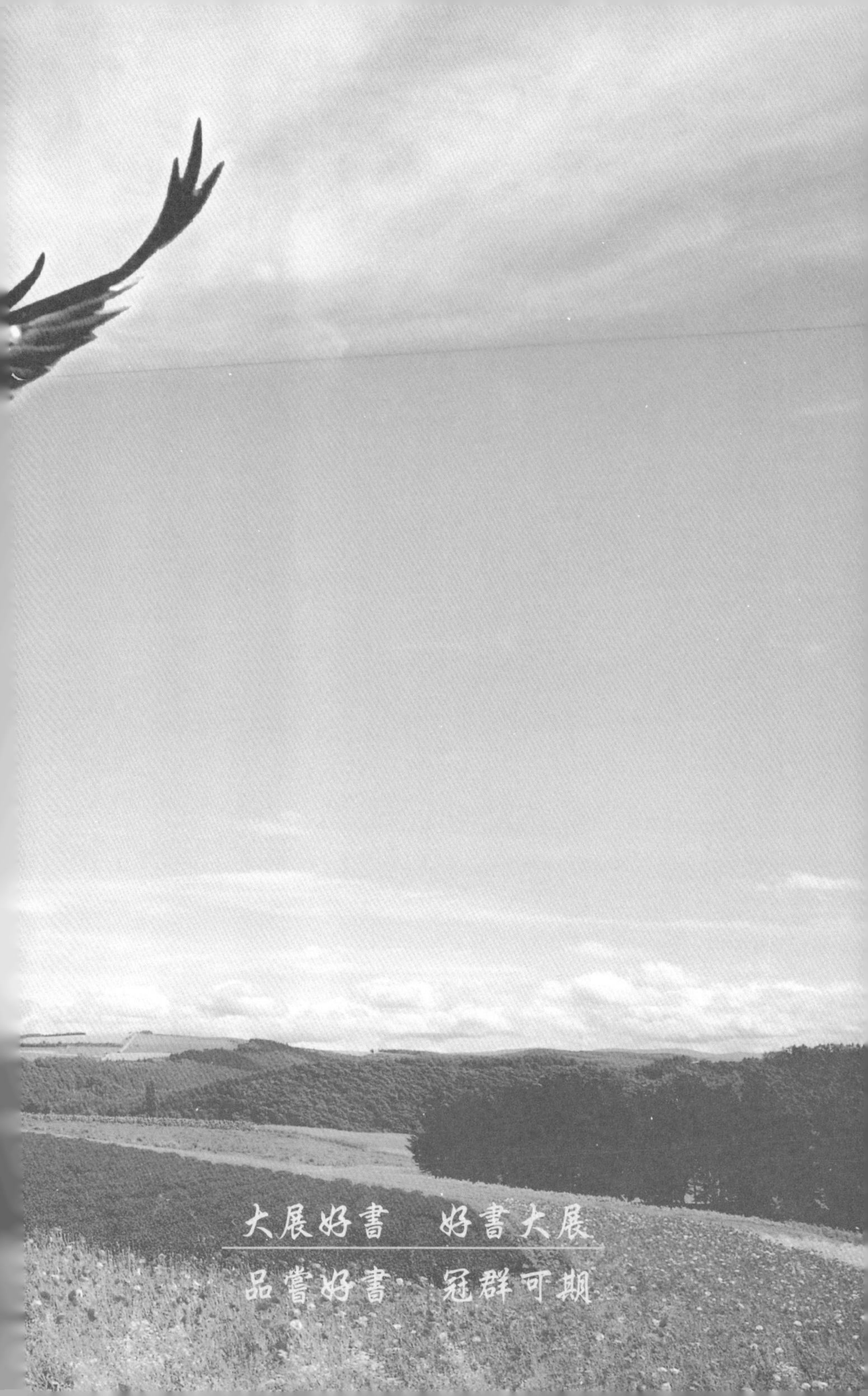
大展好書　好書大展
品嘗好書　冠群可期

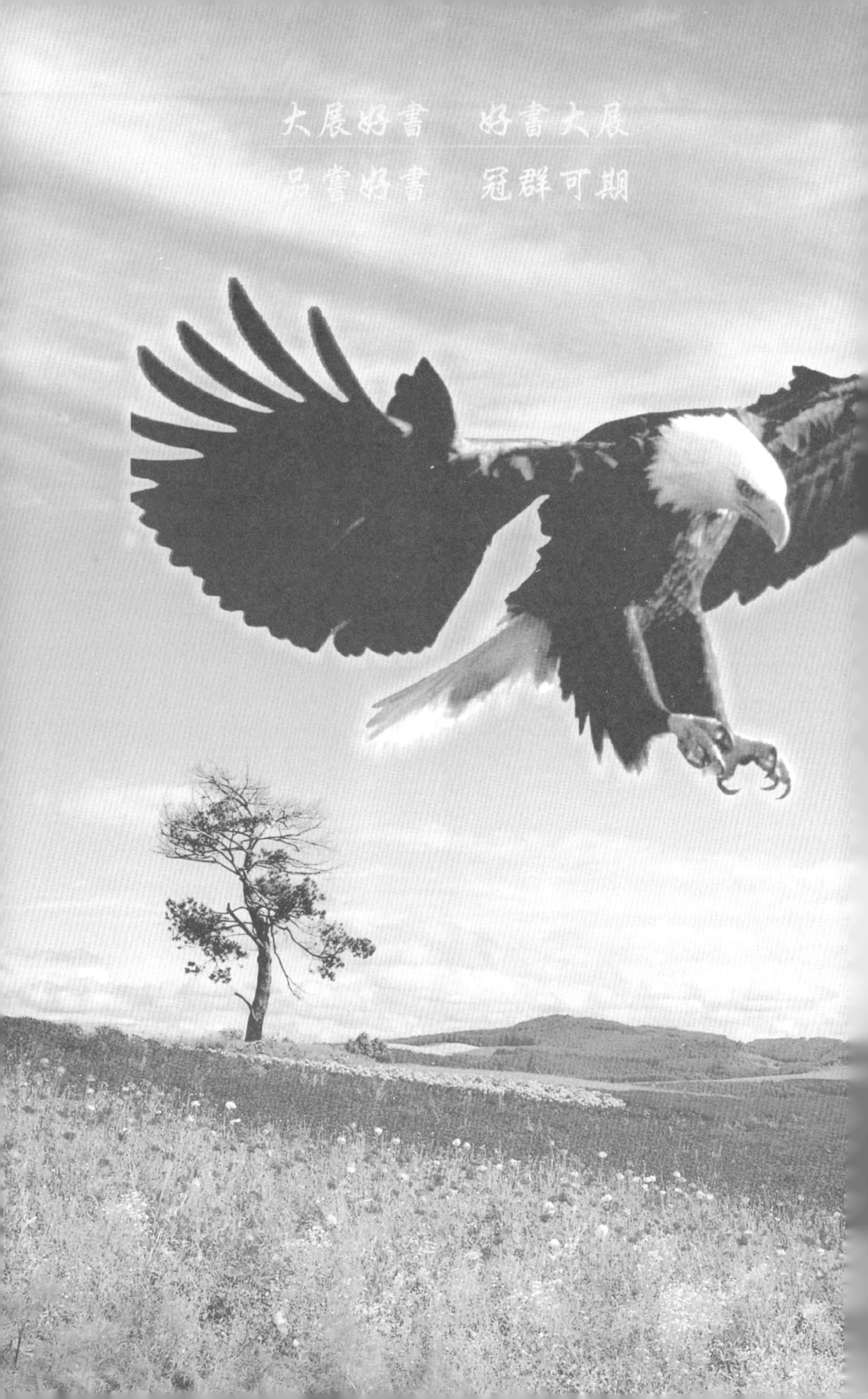
大展好書 好書大展
品嘗好書 冠群可期